RECLAIMING YOUR BODY:

NOTES FROM THE DOCTOR

Chinese Medicine & Weight Management

谢明征 李 昱 著

体重革命——

医生手记

医学科普丛书

中医药与体重管理

大连理工大学出版社
辽宁科学技术出版社

图书在版编目（**CIP**）数据

中医药与体重管理 / 谢明征, 李昱著. -- 大连 : 大连理工大学出版社 ; 沈阳 : 辽宁科学技术出版社, 2025. 8. -- (体重革命 : 医生手记 / 曲鹏主编).

ISBN 978-7-5685-5946-1

Ⅰ. R212

中国国家版本馆CIP数据核字第2025AU1487号

中医药与体重管理
ZHONGYIYAO YU TIZHONG GUANLI

出 版 人: 苏克治
策划编辑: 苏克治　顾　丰
责任编辑: 邵　婉
责任校对: 李舒宁
封面设计: 周　洁

出版发行: 大连理工大学出版社
（地址: 大连市软件园路80号，邮编: 116023）
电　　话: 0411-84707410　0411-84708842（营销中心）
0411-84706041（邮购及零售）
邮　　箱: dutp@dutp.cn
网　　址: https: //www.dutp.cn

印　　刷: 大连图腾彩色印刷有限公司
幅面尺寸: 145mm × 208mm
印　　张: 7.625
字　　数: 160 千字
版　　次: 2025 年 8 月第 1 版
印　　次: 2025 年 8 月第 1 次印刷
书　　号: ISBN 978-7-5685-5946-1
定　　价: 58.00 元

《体重革命——医生手记》编委会

前言

岐黄之道，与身体和解的智慧之旅

亲爱的读者朋友：

当你翻开这本书的时候，或许你已尝试过无数种减重方法，却仍在体重秤的数字起伏中徘徊挣扎，每一次微小的回升都像一记重锤，将你辛苦建立的信心击碎；或许你正在对视镜中的自己，疑惑为何同样的减重方式对他人有效，对自己却收效甚微；又或许，你隐约感到，那些顽固的脂肪和体重问题的背后，似乎隐藏着更深层的失衡。

这本书，正是为你而写。它不标榜极端，不是一本急功近利的流行读物，而是一把打开中医减重的钥匙，带你重新认识自己的身体，理解体重背后的深层逻辑。回归中医千年的智慧——以整体观照身心，以自然调和失衡，以辨证施治个体。在这里，减重不再是痛苦的对抗，而是一场与身体对话的觉醒，一次遵循天地规律的修复，一段践行“天人相应”的智慧之旅。

一、为何需要中医的“整体观”？

在这个信息爆炸的时代，减肥方法层出不穷：生酮饮食、间歇性断食、高蛋白减肥法……然而，为什么这么多人在尝试后仍然陷入减肥后再反弹的恶性循环？

中医认为，这是因为现代减肥方法往往只关注“标”而忽略了“本”，陷入了“头痛医头，脚痛医脚”的局限。就像《黄帝内经》所说：“治病必求于本。”体重问题从来不只是热量摄入与消耗的简单算术题，中医视人为天地间的微缩宇宙。你的体重问题，或许是这些“无形之手”共同作用的结果。

体质之异：有人“喝凉水都胖”，有人“怎么吃都不长肉”。这并非玄学，而是中医“九种体质”理论的现实映照。本书将带你剖析自己的体质，是痰湿？是气郁？还是阳虚？为你找到个人专属的调理入口。

脏腑之困：脾虚者，水湿泛滥成“游泳圈”；肝郁者，气滞血瘀酿“顽固脂肪”。中医从来不孤立看待脂肪，而是追问：哪个脏腑失职？哪条经络堵塞？唯有溯本求源，方见真效。

阴阳之衡：熬夜伤阴，压力耗阳。失衡的阴阳会拖慢代谢、扭曲食欲。中医的针灸、药膳、导引，皆在重启这份原始平衡。

二、自然疗法的“温柔革命”

本书拒绝“一刀切”的粗暴方案，而是提供一套充满中医特色的工具箱。

食疗如药：一碗冬瓜粥化解痰湿，一杯玫瑰茶疏解肝郁。厨房即药房，滋味即疗法。

外治通络：一次刮痧唤醒淤堵的背部，几粒耳豆按压饥饿的“开关”。身体自有密码，中医教你破译。

导引调息：八段锦升清降浊，太极拳运化气血。这些古老运动，实则是代谢的“隐形推手”。

三、重启，从“知”到“行”

本书将陪伴你完成三个阶段的中医式蜕变。

明辨体质：通过舌象、脉象、症状的自检，绘制你的“中医体质地图”。

对证施养：匹配适合的药膳、茶饮、穴位与外治方案，像老中医一样为自己“开方”。

调整作息：从子午流注作息，到四季饮食调整，让健康成为自然，而非负担。

四、中医智慧的哲学

书中没有冰冷的数据恐吓，只有《黄帝内经》的深邃、《本草纲目》的细腻，以及代代医家“治人而非治病”的仁心。你会发现所谓的“赘肉”，可能是脾虚留下的“湿垃圾”；反复反弹，或许是肾阳不足的“火炉熄火”；情绪化进食，常为肝气郁结的“无声抗议”。

中医的智慧，在于教你读懂这些身体密语，用草木之性、经络之力、呼吸之法，温柔地重启生命本能。减重不是自我惩罚，而是自我关爱的过程。正如明代医家张景岳所说：“善养生者，必保其精，精盈则气盛，气盛则神全。”中医减重的终极目标，不仅是体重的变化，更是精气神的全面提升。

现在，请深呼吸，放下焦虑。让我们以中医为师，以身体为友，踏上这段中医减重的智慧之旅。

五、特别提醒

在开始这段旅程前，请记住：中医调理讲究循序渐进，不要期待立竿见影。每个人的反应速度不同，请给自己足够的耐心。严重肥胖或伴有其他疾病者，建议咨询专业中医师。

著 者

2025 年 7 月

目录

第四章 减重之中医外治 / 077

第五章 中医运动与减重 / 113

第六章 减肥谣言粉碎机：老中医的养生经与白大褂的实验室报告 / 137

第七章 肥胖相关病症 / 183

第八章 附录 / 205

致 谢 / 229

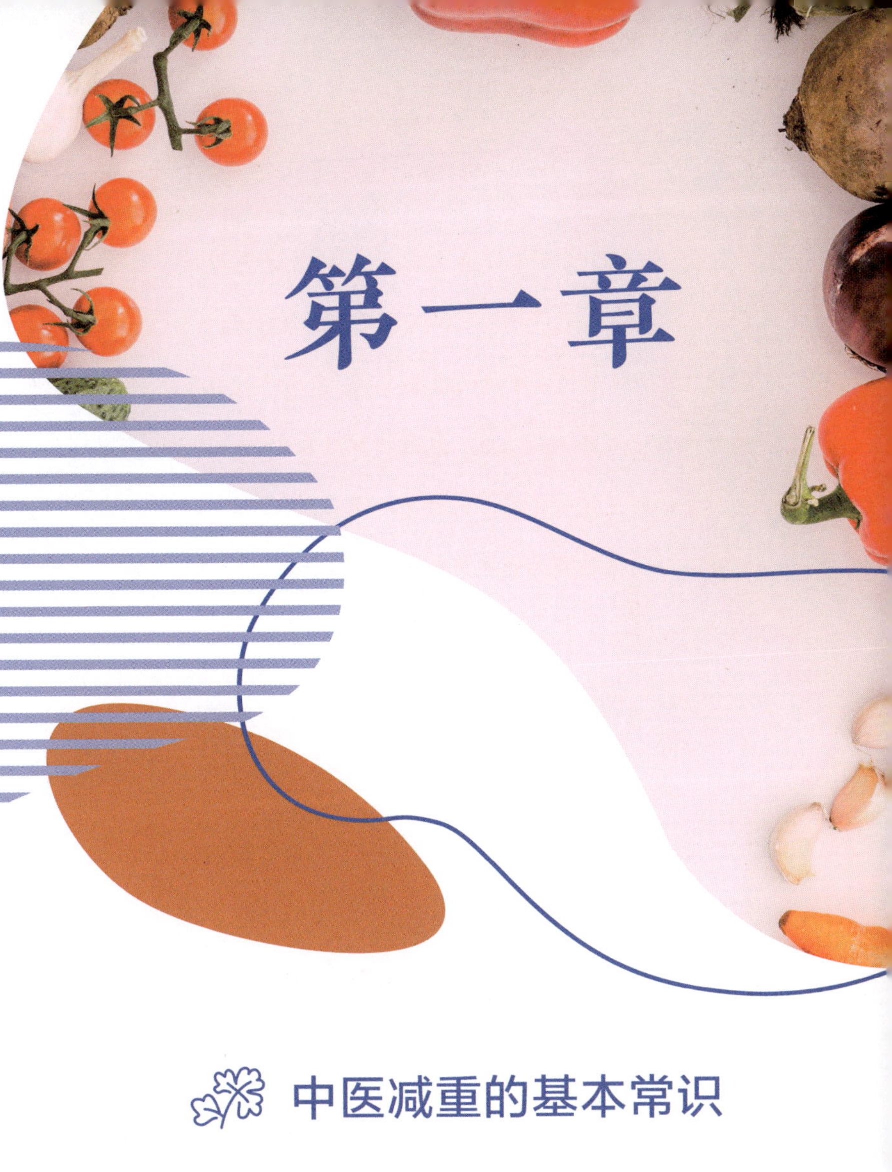

第一章

中医减重的基本常识

当前，肥胖问题日益突出，当身体质量指数（body mass index，BMI）超标、行动受限时，越来越多的人意识到，体重管理不仅是形象问题，更是防治代谢疾病的重要手段。从城市健身步道到线上运动社群，健康生活方式正成为主流；从选择健康零食到以运动社交替代聚餐，这些行为的转变反映了科学的健康观念正在被广泛普及。持续控制体重，就是在降低慢性病的患病风险，提升生活质量。

一、关于肥胖的那些事

1. 肥胖最早源自哪里？

肥胖是指因饮食、遗传和环境等因素导致机体总脂肪含量增多或体脂率分布异常，使体重超过一定范围的疾病，也是很多疾病发生的基础。2011 年，由中华医学会内分泌学分会肥胖学组发布的《中国成人肥胖症防治专家共识》提出了身体质量指数界定值，其中 BMI 24.0 ~ 27.9 为超重，BMI 大于等于 28.0 为肥胖。中医学将肥胖称为“肥人”，多从“痰湿”“气虚”“血瘀”等范畴论治。

历代医籍对肥胖的论述最早记载于《黄帝内经》，该书系统地对肥胖进行了初步概括，如《素问·通评虚实论》中有关于“甘肥贵人”的描述，《灵枢·卫气失常》根据人皮肉气血的多少对肥胖进行分类，分为“有肥、有膏、有肉”三种类型，并指出肥胖病因多与年龄、体质、饮食、情志、劳逸等因素有关。《素问·示从容论》指出肥胖病的病机是“肝虚、肾虚、脾虚，令人体重烦冤”。

2. 肥胖的发展史

后世医家在《黄帝内经》的基础上对肥胖的病机及治疗有了进一步的认识。宋代刘完素《素问玄机原病式》认为肥人多血实气虚，腠理多郁滞，气血难以通利，可伴气滞血瘀的特点。金代李东垣《脾胃论》指出了脾胃功能与肥胖之间的密切联系，认为“脾胃俱旺，则能食而肥；脾胃俱虚，则不能食而瘦”。元代著名医家朱丹溪提出“胖白人，多痰湿”，强调了痰湿在肥胖发病中的重要性。

明代张介宾提出“肥人多气虚、多痰湿，易致气道不利，故多非风之证”。清代陈士铎在《石室秘录》中指出“肥人多痰，乃气虚也，虚则气不能营运，故痰生之”，强调了气虚在肥胖形成中的关键作用，进一步认识到肥胖与一些疾病的相关性。清代吴本立在《女科切要》中记载：“其肥白妇人，经闭而不通者，必是痰湿与脂膜壅塞之故也。”指出了肥胖与妇人疾病之间的联系。

3. 肥胖症的近代发展

近代由于人们生活水平的改善，肥胖已成为影响人类健康的重要因素，中医学也对肥胖病的防治有了更深的认识。老中医蒲辅周认为，

“能食肌丰而胖者，体强也；若食少而肥者，非强也，乃病痰也，肥人最怕按之如棉絮，且多病气虚和中风”。岳美中教授认为肥胖病与胃强脾弱有关，近似于“脾约证”。王琦教授辨体质分型治疗肥胖，认为肥胖与痰湿体质最为密切，将肥胖分为气虚肥胖、痰湿肥胖和血瘀肥胖三型。

随着时间的推移，中医对肥胖的认识逐渐深入、细化。从单纯的病因病机探讨，发展到对肥胖体质类型的研究，而我们也可以根据自身体质，找到适合的减重方案。

二、肥胖知识早知道

现代生活方式让肥胖成为普遍困扰，面对肥胖这座大山，或许还有很多疑问。办公室久坐、缺乏运动、熬夜加班、压力过大，都在无形中助长脂肪堆积。有人抱怨“喝水都长肉”，也有人困惑中年发福的必然性。女性则常陷入身材焦虑的漩涡，一日三餐的摄入量也被无限压缩，这些现象背后蕴藏的玄机你又知道多少？

1. “过劳肥”——职场人的辛酸

现代职场人长期处于头脑风暴状态，中医认为“心主神明”而“脾主思虑”，过度劳神会同时耗伤心血与脾气。心火不能下温脾土，导致脾胃升降失调，出现食欲紊乱，时而食欲不振、时而暴饮暴食。心血亏虚则面色苍白、神疲乏力、失眠健忘。更值得注意的是“肝开窍于目”，长时间凝视电子屏幕会暗耗肝血，使肝的功能异常，无法疏泄脾土，形成“肝郁脾虚”的恶性循环。此时脾脏运化水湿的能力如同生锈的抽水泵，不仅阻碍气血通道，还会产生脂肪堆积于体内。

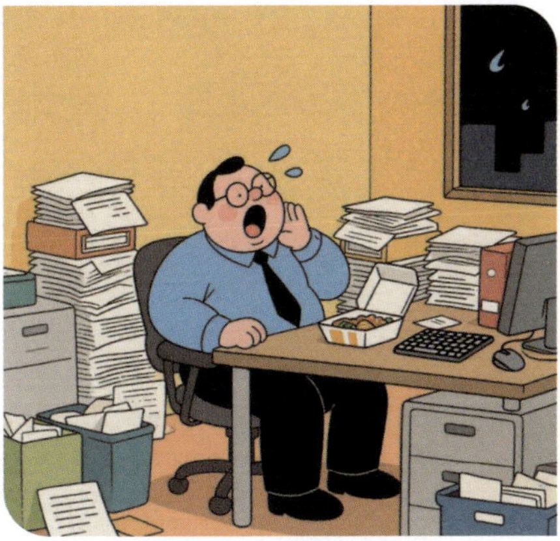
过度忙，脂肪涨

“过劳肥”，即过度劳累导致的肥胖，在日常生活和临床工作中都非常常见，表现为腹部松软下垂、舌体胖大，舌边有齿痕、大便黏腻等脾虚湿盛的体征，也就是中医所说的“痰湿型肥胖”。其原因可能是高强度工作会导致大脑持续处于“过度活跃状态”，这种过度活跃的状态会导致内分泌失调，还会引起焦虑、抑郁等情绪，而心理压力过大会促进脂肪在腹部的堆积。目前各行各业“内卷”严重，“加班文化”让每位员工不断延长工作时间，而在经历了一天的高强度工作后，运动时间寥寥无几，这也让肥胖有了可乘之机。值得关注的是，这种过劳性肥胖具有显著的职业特异性。对比研究显示，程序员群体相较于其他白领职业，代谢综合征患病率高出37%，是“过劳肥”的主要受害者。

2. 躺平出来的肥胖

许多上班族发现，明明没有暴饮暴食，腰腹脂肪却悄悄堆积。在中医理论中，这很可能与办公桌前那把“黏人”的椅子密切相关。《黄帝内经》早已认识到“久坐伤肉”。中医认为“脾主肌肉”，这里的“肌肉”不仅指身体组织，更暗喻着全身的运化系统。当我们久坐不动时，就像给身体按下“暂停键”，脾经的气血运行逐渐凝滞，如同河道被淤泥堵塞。这种“气机壅滞”直接导致两个严重后果，其一是脾脏无法将食物中的精华转化为气血，反而让未完全代谢的“半成品”在体内堆积形成痰湿；其二是本该被排出体外的代谢废物滞留体内，形成黏腻的“内环境”。这也就是中医上讲的“久坐伤肉”，即长期缺乏运动导致脾经气机壅滞，气血运行受阻，影响脾胃运化功能，运化失司，水湿停滞形成痰湿，堆积体内，从而引发肥胖。

有研究表明，由于学习任务过重、工作性质要求、生活方式改变等，使得很多人每天 60% ~ 80% 的时间处于静坐状态，其能量消耗低于摄入量。研究显示，久坐每增加一小时，可降低脂蛋白酶（这种酶是分解脂肪的关键）活性 10%，长期久坐会导致血脂化验中的低密度脂蛋白水平显著升高，使得脂肪代谢紊乱，造成脂肪在体内大量堆积，引发肥胖。而这些数据恰与中医“膏粱之疾”的理论呼应，不是吃得太多，而是坐得太久，让身体失去了处理营养的能力，使得肥甘厚味无法转化而加重脾的负担。更危险的是，痰湿具有“亲血管性”，容易与血脂结合形成动脉斑块，进一步加重糖尿病、高血脂等疾病的发生，进而形成了恶性循环。

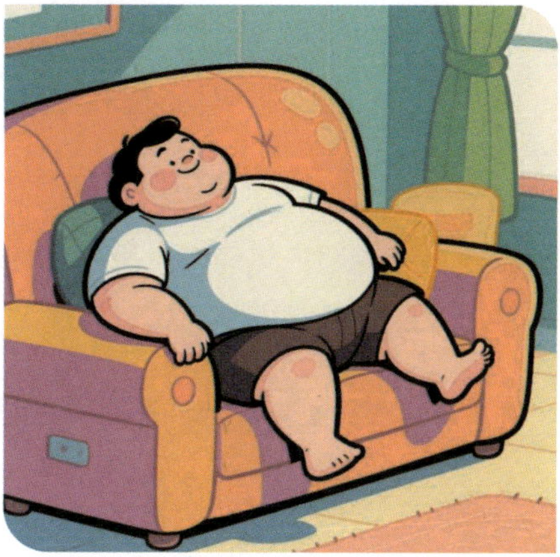

久坐胖成“快乐球”

长期伏案久坐，缺乏运动，导致气血循环减慢，代谢能力下降，脂肪更容易堆积在腹部和臀部，形成中医所说的“膏人”体型。此外，久坐还会导致下肢血液循环不畅，形成“梨形肥胖”。

3. 把夜熬穿后怎么胖了？

熬夜是现代人常见的不良习惯。根据中医理论，人体阴阳平衡是维持健康的核心机制，而长期熬夜会打破这种动态平衡。中医认为夜间属阴，睡眠是人体收敛阳气、滋养阴液的重要过程，若半夜始终无法进入深度睡眠，会过度耗伤人体阴液，如津液、精血等，阴液无法及时生成和输布，导致“阴虚火旺”，可表现为口干舌燥、目赤耳鸣、五心烦热、失眠多梦等症状。同时还会使脾胃功能失常，脾失健运，食物滞留成湿，胃失和降出现腹胀不适、食欲不振。若不能及时化解，则会聚湿成痰，形成黏滞重浊的病理产物——痰湿，表现为肢体困重、舌苔厚腻、大便黏滞、体形虚胖等症状，且易引发多种疾病。

此外，人体十二经脉气血运行与昼夜时辰存在对应规律，亥时（21 ~ 23 时）是手少阳三焦经气血最旺的时段，负责全身气机升降与水液代谢。若因熬夜导致三焦经功能失常，会形成“火郁”病理状态，波及胃引起胃火，出现食欲旺盛的症状，且尤其偏爱高热量食品，但大量进食后不久后容易再次出现饥饿症状。子时（23 ~ 次日 1 时）与丑时（1 ~ 3 时）是人体进行气血修复、代谢排毒的关键时段，若此时持续清醒，肝胆疏泄功能会受阻并引起“胃火炽盛的症状”，此类病症常伴随口苦咽干、胃口烧灼感、小便色深、舌苔色黄质腻等热象。

现代研究表明，熬夜对体重的影响与人体内多种激素的分泌紊乱密切相关。瘦素和胃饥饿素是调控食欲的关键激素。正常情况下，二者会维持动态平衡，但若长期熬夜，瘦素分泌会显著减少、胃饥饿素水平则大幅上升，导致大脑对“食物奖赏回路”的敏感度提升，这意味着熬夜者会

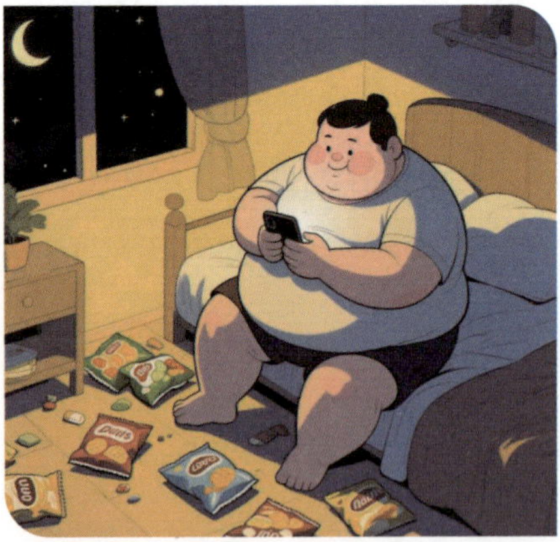

熬夜催肥没商量

更渴望高热量食物，且难以产生饱腹感。同时，熬夜会促使肾上腺分泌大量皮质醇，即“压力激素”，这种激素会打破脂肪代谢平衡，熬夜者往往出现“代谢变慢、食欲亢进、脂肪囤积”的恶性循环，最终导致腰围变粗，体型向“苹果型”发展。

4. 情绪作祟——压力山大终成肥胖

肥胖与现代职场压力过大也有密切关系。《黄帝内经》提出“七情致病”理论，认为情绪过度或失调，会直接影响人体气机运行，出现“胃失和降、脾失健运”的病理状态，如胃胀、反酸、大便不调等。人体的情绪与脏腑功能紧密相连，其中“肝主疏泄”，负责调节全身气机的通畅，就像身体里的“交通警察”，确保气血、津液的正常运行。当长期情绪压抑、压力过大、生气或焦虑时，肝气的疏导功能就会受阻，就像交通堵塞一样，肝气无法顺畅舒展，反而在体内瘀滞。肝与脾胃的关系在中医里被称为“肝木克脾土”，意思是肝脏的疏泄功能正常，才能帮助脾胃完成食物的消化吸收。一旦肝气郁结，如同“交通警察罢工”，肝气会反过来“欺负”脾胃，中医称为“横逆犯胃”，会出现胃胀、食欲不振、打嗝反酸等症状；脾的运化水湿功能失常，就像体内的“抽水机”动力不足，初期可能表现为大便黏马桶、身体困重，久则出现肥胖、浮肿、舌苔白腻等症状。这种“水谷运化失司，水湿内停”的过程，本质上是由于情绪原因影响肝脏，进而打乱了脾胃运化的正常节奏，就像多米诺骨牌一样层层传导，最后引起肥胖。

压力大的人往往通过暴饮暴食来缓解情绪，研究显示压力性进食可使每日热量摄入增加 300 ~ 500 千卡，这种饮食模式持续 3 个月即可导致体重增加 2 ~ 3 kg。数据显示，持续压力状态下的成年人每日实际摄入热量比静息状态平均多 300 ~ 500 千卡，相当于每天多食用 1 个汉堡或 3 块奶油蛋糕，而人体每积累 7 700 千卡热量即可增重 1 kg 体重，因此这种模式维持 3 个月即可形成 2 ~ 3 kg 的脂肪沉积。值得注意的是，此类体重增长大多源于脂肪组织的增生，会造成更难逆转的肥胖身材。

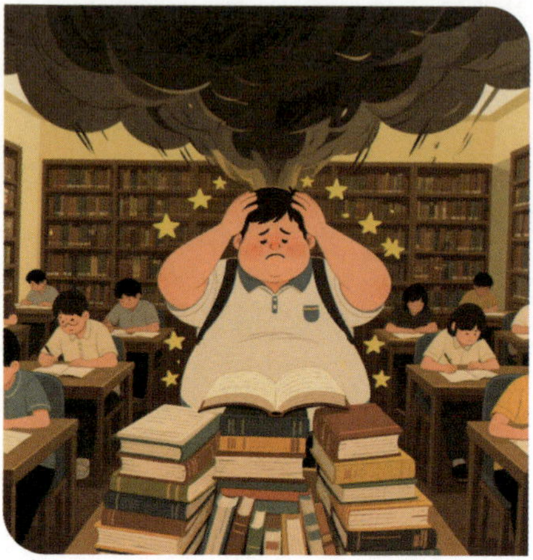

压力一来，肉肉疯狂长不停

5. 喝水也能长肉?

中医理论认为，肥胖的形成与先天禀赋存在着深刻关联，这种遗传易感性在《黄帝内经》中称为“形质基础”。先天禀赋薄弱者，若父母存在脾肾阳虚或痰湿偏盛体质，他们的孩子往往也会有这种倾向，这类人的脾胃运化功能先天较差，即使每日摄入的热量低于普通成人推荐量，仍有 30% ~ 40% 的水谷精微因难以运化而滞留在三焦，逐渐凝聚成肉眼不可见的“浊脂”。而阳热体质则呈现相反机制，这类人群胃中相火过旺促使胃酸分泌量增加，导致每日进食量可达正常人群的 1.5 倍，尤其偏好高热量食物。但失衡的脾脏却气化动力不足，导致未被及时运化的食物在体内煎熬沉积，形成既黏稠又富含热量的“膏脂”，这类肥胖者多伴随舌红苔黄、口渴多汗、皮肤油腻等湿热征象。

先天禀赋的影响早在胎儿期就已显现。这类婴儿成年后出现“胃强脾弱”体质的概率会增加，其脾胃系统就像设计失衡的“生化工厂”，既对高热量食物存在本能渴求，又缺乏处理过剩营养的通道，最终导致能量代谢“入大于出”。

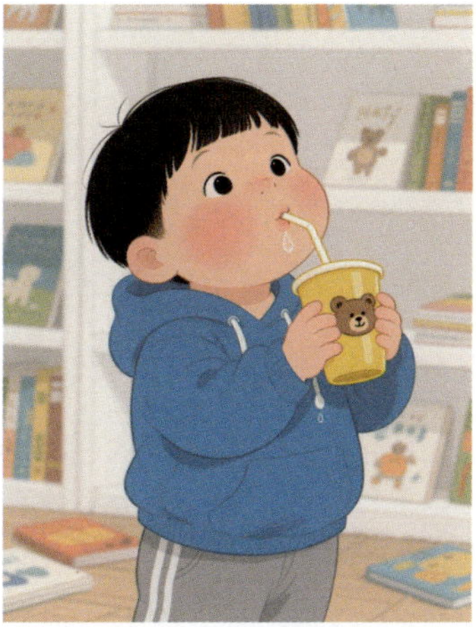
先天禀赋不好，喝水也变胖宝

6. 你选择吃好哪一餐?

许多年轻人为了多睡十分钟，常常跳过早餐，却不知长期空腹可能损害健康。工作繁忙时，午餐随便应付，晚上又暴饮暴食作为补偿，加上缺乏运动，脂肪便在不知不觉中堆积。“早餐吃好，午餐吃饱，晚餐吃少”，这一说法并非空穴来风，它与《黄帝内经》“饮食有节，起居有常”的养生原则相契合。那么，一日三餐中哪一餐最该重视？又该怎么吃才合理？

（1）早餐：一日之始，重中之重

中医认为，人体气血在十二经脉中循环流动，每 2 小时有一条经脉气血最旺盛，称为“当令”。而早上 7 ~ 9 时正是胃经当令，人体阳气如初升的太阳，这时胃气亢盛，消化能力很强，是胃肠功能的第一推动力，此时最忌空腹劳作，应该通过进食来启动脾胃运化功能。食物摄入后，脾胃会将其转化为水谷精微，为我们的身体加满“油”，开启能量满满的一天。如果长期不吃早饭，则会出现疲倦乏力、头晕、免疫力下降等问题，影响我们的身体健康。早上人体阳气初升，食物的选择应遵循“温润升阳”的原则，帮助体内阳气升发，如小米粥、山药粥、鸡蛋等，再添适量蔬菜，避免生冷油腻之食损伤脾阳。

（2）午餐：承上启下，核心动力

午餐就像是语文课文中的过渡段，起着承上启下的作用。11 ~ 13 时正是心经当令，接续 13 ~ 15 时的小肠经当令，构成全天最强的“消化火力网”，气血消耗巨大。因此午餐要丰盛一些，补充消化的气血，可以摄入适量的谷物、肉类、蔬菜，荤素搭配，但不宜过饱，均衡足量即可。

（3）晚餐：节制清淡，适量精简

《饮膳正要》强调“暮无饱食”，傍晚之后，肾经当令，阳气收敛，脾胃功能减弱，过量饮食会导致食积，聚湿生痰。“胃不和则卧不安”，过量饮食也会扰动阳气，影响睡眠，并且夜间代谢缓慢，多余的能量会转化为痰湿、脂肪，让体重慢慢增长。因此晚餐尽量摄入易消化的食物，避免辛辣肥甘，这样有助于调养心神，补益肾气。

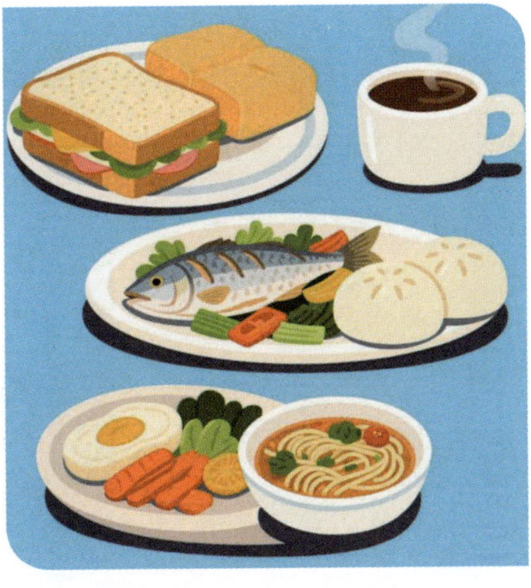
早餐吃好，午餐吃饱，晚餐吃少

由此我们可以看出，三餐各有侧重，但早餐是重中之重。世界卫生组织（World Health Organization，WHO）和各国膳食指南均强调三餐的重要性，但早餐因其“杠杆效应”，占有独特地位，对身体的新陈代谢和长期健康起到了引领作用。三餐的摄入需顺应时辰、体质和季节变化，做到“饮食有节”，当我们学会养胃、补心、护阴后，也可以帮助我们的身体保持气血和谐。

7. “中年发福”背后的中医秘密

在某个瞬间，你可能突然发现自己的脸变得圆润了，曾经合身的裤子也穿不下了，肚子上的“游泳圈”多了一层又一层。这种变化绝非简单地贪“口腹之欲”，强调整体观念的中医理论认为，这也是人体自然的生理变化，当我们了解之后就会发现脂肪堆积背后的奥秘。

《黄帝内经·上古天真论》对人的生理变化进行描述，女子“五七”，也就是从35岁开始，会出现“阳明脉衰，面始焦，发始堕”的症状，而男子“五八”，即从40岁开始，出现“肾气衰，发堕齿槁”的症状，这个阶段人体阳气从鼎盛转向衰减，如同季节由盛夏转入初秋。脾阳不足导致的水谷精微运化迟滞，使代谢产物堆积成痰湿，就像河道淤泥阻碍气血运行。

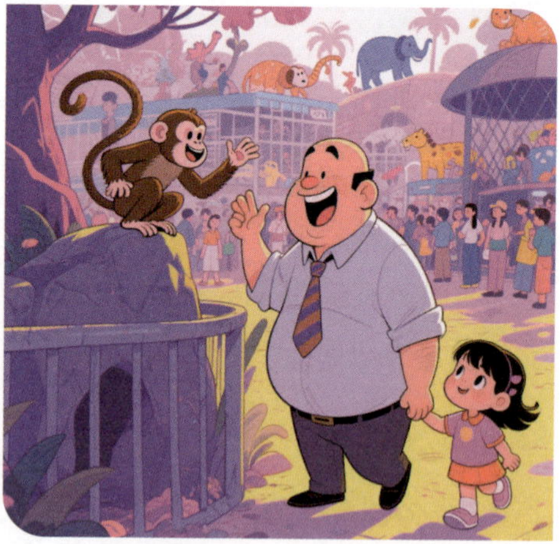

中年福气到，发福挡不了

“阳明脉衰”也就意味着脾胃功能减弱，无力运化，就像连绵阴雨天时的湿土地，致使水谷精微滞留成湿痰，使体重逐渐增长。《景岳全书》所言“肾为胃之关”，肾阳不足也会导致脾胃失于温煦，甚则损伤脾阳，动力不足，就像是站在寒风中丢了外套瑟瑟发抖，只留寒湿凝滞，堆积成脂肪；情志不畅，肝失疏泄，也会导致气血运行失调，使得脂肪组织成为暂存能量的“临时仓库”。督脉阳气衰减导致的“阳光不足”，则使脂肪分解能力如草木进入冬季。生理功能的下降迫使多余的产物逐渐堆积，体重也在不知不觉中增加。更值得警惕的是，这种体质状态正是高血压、糖尿病等疾病的温床。因此应对中年危机，首先就要管控体重。

8. 花期各有时——女性的身材焦虑

“女为悦己者容”，不仅是阐述古代女性容貌的重要价值，也在自媒体盛行的当下，被赋予了更加重要的意义。容貌身材不再是为了取悦别人，更是为了取悦自己，让更多女性从中找到自信。但对于身材容貌的过度关注，也会导致很多人陷入焦虑。当我们从中医视角重新审视这些焦虑，会发现从初潮到绝经的身体变化，那些被妖魔化的脂肪与皱纹，恰是气血运行的忠实记录者。

（1）青春期的少女心事

古时女子十四被称为“豆蔻”，二七之年天癸至，此时“任脉通，太冲脉盛，月事以时下”，正是女性生长发育的关键期。人体内阴阳剧烈转化，如同没头苍蝇般，此时若肾阴不足则虚火扰动，代谢紊乱，可见腰臀脂肪堆积、面部痤疮等“阳亢痰瘀”之象。

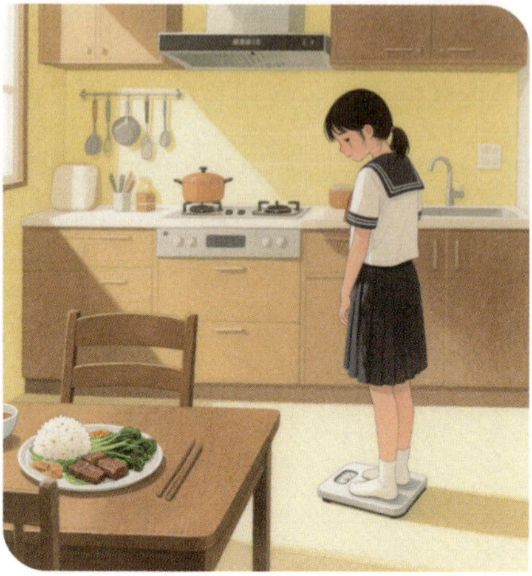

花季少女，望秤餐食生忧

青春期情绪波动较大，肝气运行不畅，就像被堵住的水管，难以疏通，克制脾土导致脾失健运，难以运化的“垃圾”停滞于内，形成虚胖。而盲目的节食，导致能量摄入减少，反伤脾胃运化之功，加重痰湿内生，同时影响气血的生成，经脉失养，肾精不足，极易出现闭经、脱发等问题。网络上鼓吹的“白幼瘦”审美，也易扰动心神，引发“气结血瘀”的烦躁，形成“越焦虑越肥胖”的恶性循环，让青春期的女孩子对体重的变化更为敏感。

（2）孕产期的女性话题

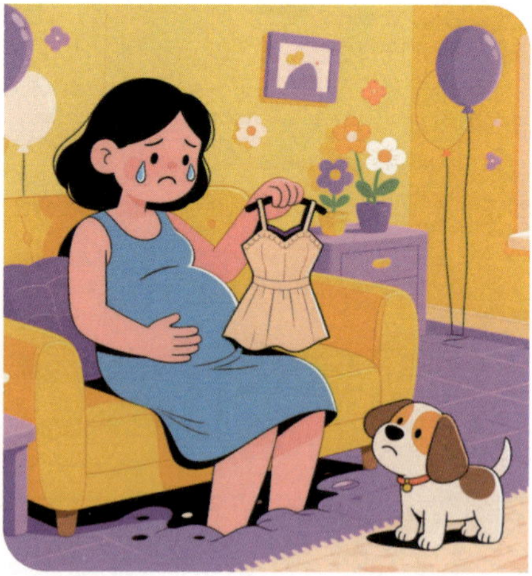

怀孕身材变形，准妈妈焦虑难消

女子孕期气血聚于胞宫滋养胎儿，母体气血相对耗散，形成“任主胞胎、冲为血海”的特殊生理状态。产后百脉空虚，肾精亏损，脾胃运化异常，导致腰腹赘生、浮肿难消，这是气血运行失序的必然过程。“女子以肝为先天”，走形的身材、浮肿的面容，都给女性带来了巨大的冲击，产生严重的负面情绪，情志不畅，导致肝失疏泄，气机郁滞，既阻碍水谷精微代谢，又易引发情志抑郁，肝郁化火更易催生形体焦虑。

（3）绝经期的机能异常

女子七七“任脉虚，太冲脉衰少，天癸竭，地道不通”，标志着肾精由盛转衰，冲任二脉空虚，体内阴阳平衡机制渐失稳态。人体生理机能下降，脏腑逐渐衰败，气血津液亏虚，此时元阳不足则气化无力，就像无力工作的老人，无法铲除体内垃圾，不断堆积，形成腰腹肥胖；真阴亏虚则虚火灼津，代谢紊乱致体型松垮；肝肾失调就像干涸的大地失去生机，天癸枯竭引发肝血失养，疏泄失常则气滞水停，形成“肝郁脾虚”的体质，常伴潮热盗汗与体重波动；肾精不充则髓海空虚，既加速骨质流失致身形佝偻，又因髓不

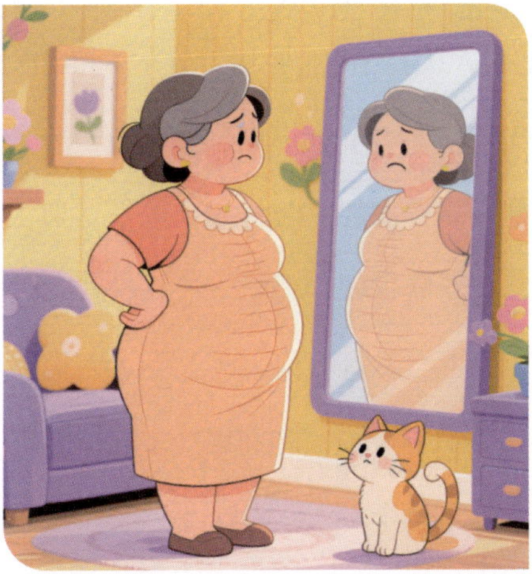

绝经后体态失调，满心焦虑难自解

养脑而加重形体认知偏差。有研究表明，绝经前后雌激素水平的降低也会影响代谢的异常，代谢缓慢也会导致脂肪堆积。现代文化渲染“逆龄”审美，也会引起慌乱，使女性将代谢减缓的生理现象误认为是“身材走形”的焦虑符号。

三、你是哪种肥胖?

《黄帝内经》将肥胖分为“膏人”（内脏脂肪多，易代谢紊乱）、“脂人”（皮下脂肪均匀分布）和“肉人”（肌肉健壮非病）三种类型，中医认为肥胖属本虚标实证，常兼夹痰湿、血瘀、气郁等标实之证，病位多在脾胃，与肾气虚关系密切，并可涉及五脏。那要怎么判断自己属于哪种肥胖呢?

1. 虚虚实实怎么分?

肥胖分为实胖和虚胖。同样是肥胖，为什么自己就比别人怕冷?为什么爬个坡就气喘吁吁?这可能是因为你的身体比较虚。

（1）肾阳不够暖：中医认为，肾为先天之本，肾阳具有温煦全身、促进水液代谢的作用。肾阳像身体的“小火炉”，火不旺，不能温煦脾阳，导致脾失健运。同时肾主水功能失调，这时水代谢不掉，水肿、虚胖就会找上门。

（2）脾胃“罢工”：脾胃为后天之本，主运化水谷精微。若脾胃虚弱，则运化功能减退，不能将食物充分消化吸收，水谷精微不能输布全身，吃进去的营养运不到全身，转而变成痰和水，逐渐堆积形成肥胖。

（3）气血无力：气血是人体生命活动的基本物质。若气血不足，脏腑功能减退，就像是送不动货的“快递员”，无力运送营养，影响水谷精微的运化和输布，导致水湿、痰浊内生，进而引起肥胖。

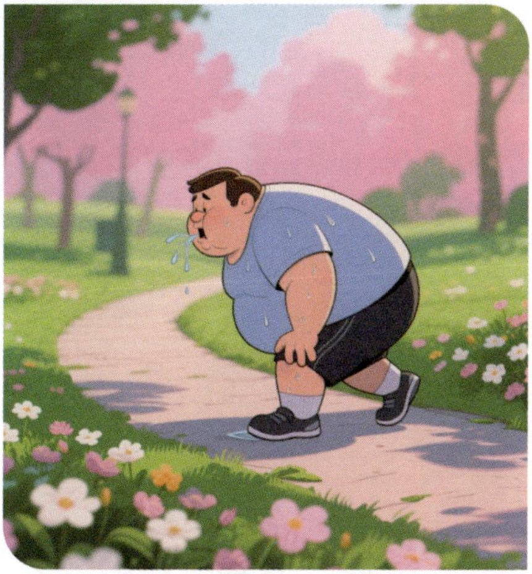
胖而虚者行路难，气喘吁吁像赛跑

由于以上这些因素，我们也可以看出虚胖的特点。虚胖的人身体看起来比较松弛，赘肉较多，尤其是腹部、臀部和大腿等部位，脂肪往往呈现出松软的状态。脸色可能偏白或微黄，缺乏血色，说话声音相对较低，容易气短、疲劳、怕冷。

反之，实胖的人体型较为壮实，肌肉相对发达，身体较为紧实。看起来胖得比较“扎实”，脂肪分布较为均匀，四肢、腹部等部位都可能有较多脂肪堆积，但也有一定的肌肉量，脸色通常比较红润，说话声音洪亮，呼吸平稳有力。

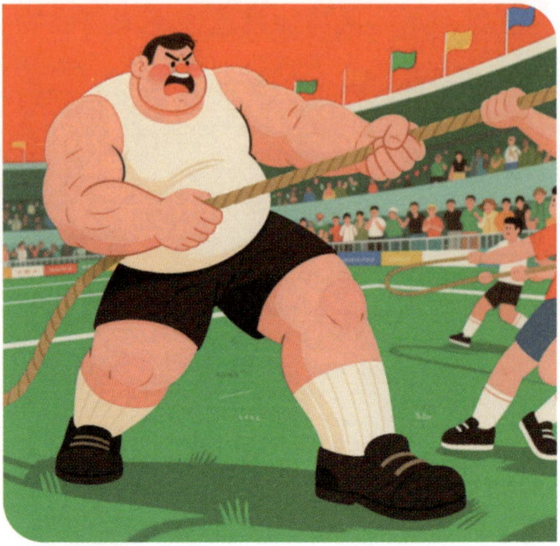

胖得霸气，劲能撼山岳

这也是因为实胖的人吃的太“重口”，长期过食辛辣、油腻、甘甜等食物，导致脾胃运化失常，食物不能正常消化吸收，化为痰湿、膏脂，进而形成肥胖。并且“肥人多痰湿”，无论外感湿邪，还是内生痰湿，都会阻滞经络气血，使气血运行不畅，津液代谢失常，膏脂痰浊堆积于体内，形成实胖。

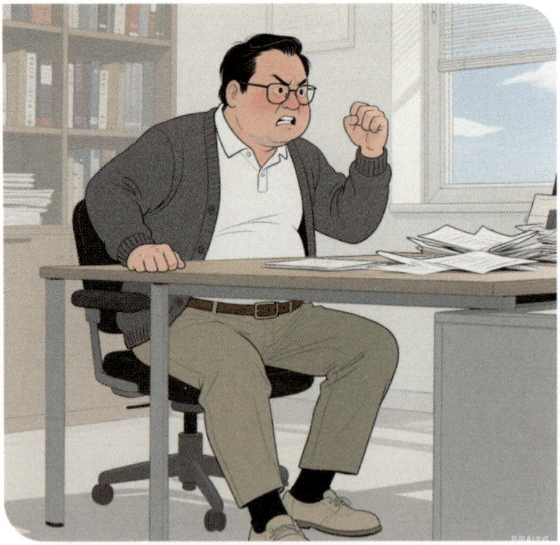

气坏肝脏脾胃瘫，痰湿一聚胖上天

气出来的胖：情绪也是重要的影响因素，长期情绪不畅，肝气郁滞，失于疏泄，影响脾胃的运化功能，导致运化失常，聚湿生痰，阻滞经络，从而引发肥胖。

2. 你是哪种颜色的肥胖?

在日常生活中我们提到胖子首先想到的是白白的胖子，但实际上胖子群体也分颜色，有白胖子、红胖子、黄胖子和黑胖子。

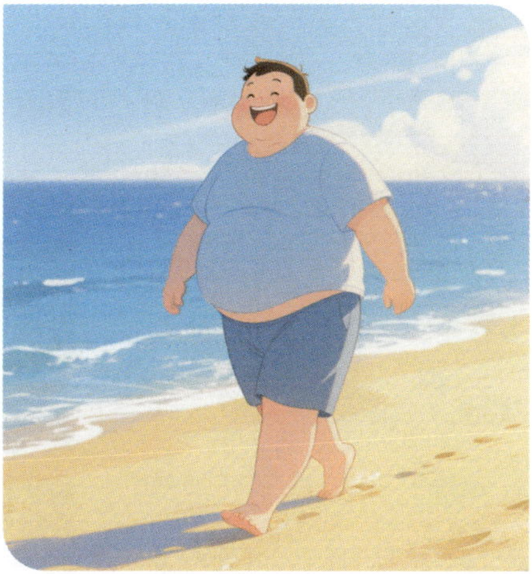

白胖子

白胖子：通常用来形容那些身材较为肥胖且皮肤较白的人，这些人没有代谢异常，属于单纯性肥胖，所以被称为白胖子。

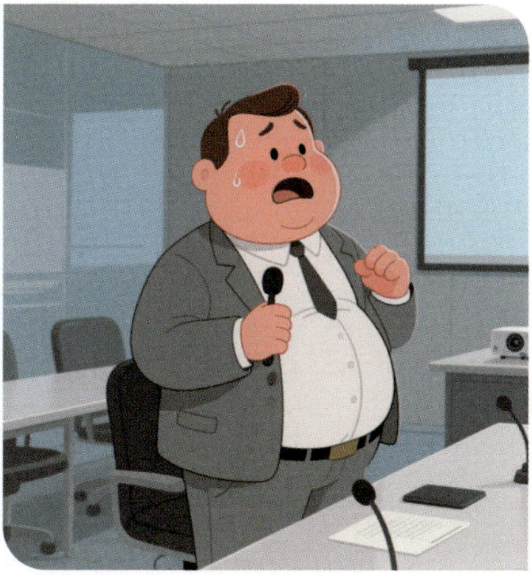

红胖子

红胖子：指胖得比较明显的人，而且脸色总是红扑扑的，就像刚喝完酒一样。另外，他们还特别爱出汗。在中医五行中，五色和五脏相对应，红色与心相应，面色多红赤，这也与我们之前提到的特点相对应，多可能是因为阴虚火旺。饮食不节容易生湿热，让脸色发红、身体发胖；少运动让气血不畅，脾胃变弱，痰湿堆在身体里，形成郁热脸红；长期郁闷或急躁，肝气不舒，生痰又化火，熏得脸发红还长胖；本身阳气足易上火，脾胃弱又生痰湿，湿热一搅和就成“红胖子”。

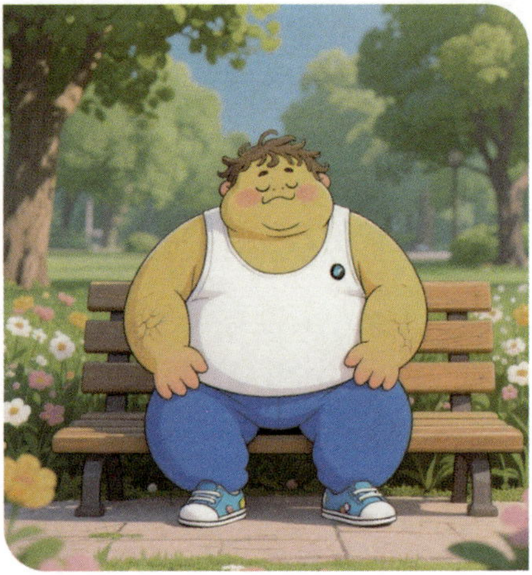

黄胖子

黄胖子：黄胖子就是肉多在肚子和四肢，脸色发黄发暗，不像健康人那么红润有光泽，皮肤粗糙有细纹，头发干枯易打结、可能脱发，指甲脆弱易断，颜色也偏淡。在五行关系中，黄色对应脾脏，面色萎黄提示脾虚、气血不足，黄而晦暗属寒湿。饮食不当或营养不良，易造成脂肪堆积、伤气血，导致面色发黄、虚胖；长期熬夜伤肝，造成内分泌紊乱，久坐久卧使气血运行不畅、痰湿多，引发肥胖和面黄；肝炎、贫血、甲减等疾病会干扰代谢或气血生成，造成面色蜡黄、体重增加；压力大、情绪差会伤脾胃、乱激素，影响脂肪代谢，导致发胖、脸色变差。

黑胖子：指肥胖患者颈部、腋下、腹股沟等部位出现色素沉着与角化，看似有层洗不掉的污物。在五行中，黑色对应肾，多可能是肾虚，水饮停滞，若肥胖者有此皮肤改变，也可能患黑棘皮病。

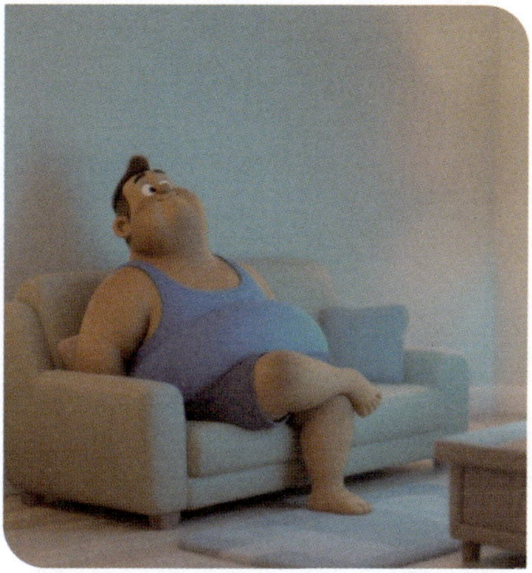

黑胖子

黑棘皮病主要是因为身体里胰岛功能差、血液尿酸太高、炎症因子变多等原因。如果放任不管，以后很容易患糖尿病。所以有这些皮肤问题的朋友，可千万别只盯着体重和腰围，一定要抽空去医院检测空腹血糖、糖耐量、C肽、糖化血红蛋白等指标。只有一边减肥，一边控制血糖，才能真正把身体调好。

3. 肥胖分辨有妙招

在中医理论中，肥胖的病因病机复杂多样，常与脾、肉、痰、水等病理因素相关。不同古籍和医家对肥胖的机制有不同的阐述。

（1）脾肥

特点：肚子看着松松垮垮，整个人没什么精神，浑身软绵绵的，稍微活动下就很疲惫，胃口差，没食欲，吃多一点就感觉肚子胀胀的，大便常常不成形。

形成原因：《素问·通评虚实论》提到“甘肥贵人，则膏粱之疾也”，指出过食肥甘厚味损伤脾胃，导致肥胖。从字面上我们也能看出，脾肥多半是和脾胃有关，可能是天生脾胃就不太好，也可能是后天饮食习惯太差，比如暴饮暴食、总吃生冷油腻的食物，加上长期压力大、操心太多，都使得脾胃受损，身体里的水湿排不出去，慢慢就胖起来了。

（2）肉肥

特点：体型比较壮实，身上肌肉和脂肪丰盛，整个身形丰满，肚子、屁股、大腿这些地方赘肉明显。食量大，喜欢吃油炸食品、甜食、各种肉类等高热量食物。还容易口渴，喜冷饮，大便通常又干又硬，排便困难。

形成原因：主要由于经常吃辛辣油腻、热量高的食物，时间一久，导致胃中火热，食欲亢进。吃进去太多东西，身体又消耗不完，多余的热量就变成脂肪过度蓄积。而且胃火还会把身体里的水分蒸发掉，于是出现口干、大便干结等症状。

（3）痰肥

特点：身型比较臃肿，肚子上的肉又松又软。脸上爱出油，爱出汗。经常感觉胸闷，身体困乏，喉咙里总像是有痰，咳之不出，特别喜欢油腻肥甘的食物。不爱喝水，舌苔又厚又腻。

形成原因：主要是饮食习惯差，总吃肥腻、甜腻的食物，损伤了脾胃，使其没办法正常运化水液，水湿聚在一起变成了痰。痰湿是肥胖的核心病理产物。也可能和遗传有关，天生体质就容易生痰湿。而且平时运动较少，身体里的气运行不畅，也会加重痰湿的问题。

（4）水肥

特点：水肿很明显，特别是腿和脚踝，早上起来面目浮肿，用手指按一下，皮肤会出现凹陷，过一会才能恢复。经常手脚冰凉，腰和膝盖也觉得酸软无力，小便次数多，且颜色清淡。特别爱吃生冷的食物，如冷饮、生鱼片之类。

形成原因：《金匮要略·水气病脉证并治》提到“水走皮肤，即为水矣”，指水湿泛溢肌肤的肥胖。主要是肾阳不足，肾阳就像是身体里的一把火，这把火不够旺，就没办法推动水液正常代谢，水液就滞留在身体里，形成水肿。

这四种类型的肥胖程度是逐步加重的，脾肥是根本，肉肥是表现，痰肥是病理产物，水肥则是严重阶段。

4. 肥胖的中医辨证分型

中医通过辨标本虚实，辨脏腑等方法，分出不同类型的肥胖，第十版《中医内科学》也将肥胖分为以下五种证型。

（1）胃热火郁：多表现为肥胖多食，消化快饿得快，大便不爽甚或干结，尿黄，或有口干口苦，喜饮水，舌质红，苔黄，脉数。

（2）痰湿内盛：形体肥胖，感觉身体沉重乏力，肢体困倦，脘痞胸满，可伴头晕，口干而不想喝水，大便黏滞不爽，嗜食肥甘醇酒，喜卧懒动，舌质淡胖或大，苔白腻或白滑，脉滑。

（3）气郁血瘀：肥胖懒动，爱叹气，胸闷胁满，面晦唇暗，肢端色泽不鲜，甚或青紫，可伴便干，失眠。男子性欲下降甚至阳痿，女性月经不调、量少甚或闭经，经血色暗或有血块，舌质暗或有瘀斑瘀点，舌苔薄，脉或滑或涩。

（4）脾虚不运：肥胖臃肿，神疲乏力，身体困重，脘腹痞闷，或有四肢轻度浮肿，晨轻暮重，劳累后更为明显。饮食如常或偏少，既往多有暴饮暴食史，小便不利，大便溏或便秘，舌质淡胖，边有齿印，苔薄白或白腻，脉濡细。

（5）脾肾阳虚：形体肥胖，易于疲劳，可见四肢不温，甚或四肢厥冷，喜食热饮，小便清长，舌淡胖，舌苔薄白，脉沉细。

四、体重检测：避免陷入“数字陷阱”

减重过程中，总会为了少一斤而欣喜，增一斤而忧愁，平时的满不在乎变成了现在的“斤斤计较”。体重管理的关键在于定期、科学地监测。准确的体重数据可以帮助评估减重效果，并及时调整饮食与运动计划。以下是几种科学的体重检测方法及注意事项：

1. 身体质量指数（BMI）

（1）方法：使用电子体重秤，建议固定时间（如晨起空腹、排便后）测量，以减少误差。

（2）计算公式：BMI= 体重（kg）/ 身高（m）^{2}

（3）中国成人 BMI 分类标准：参考《中国成人肥胖症防治专家共识》，可以将体质指数分为以下标准：

偏瘦：BMI ＜ 18.5

正常：18.5 ≤ BMI ≤ 23.9

超重：24 ≤ BMI ≤ 27.9

肥胖：BMI ≥ 28

（4）局限性：BMI 无法区分肌肉和脂肪比例，不能准确描述体内脂肪分布情况，健身人群可能 BMI 偏高但实际体脂率正常。如男性职业健美运动员的 BMI 普遍超过 30，但他们却非胖子。

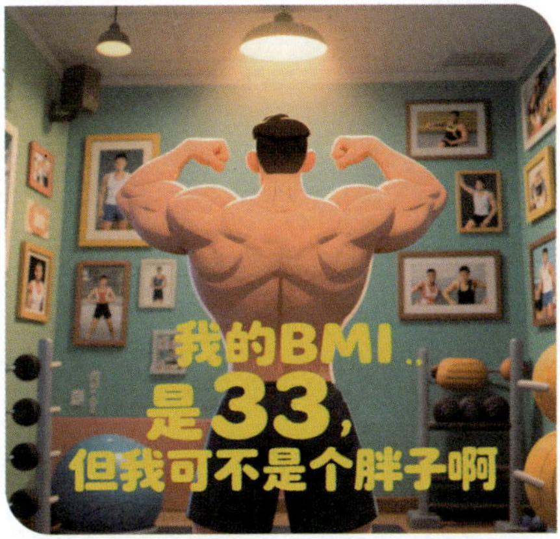

大力士肌肉猛，BMI 却叫他胖墩

2. 体脂率（body fat percentage，BFP）

体脂率（体脂肪占总体重的百分比）比单纯体重和 BMI 更能反映

肥胖程度。

（1）测量方法：

①生物电阻抗法（bioelectrical impedance analysis，BIA）：家用体脂秤或健身房体测仪，通过微弱电流测算脂肪比例，操作方便但受水分影响较大。

②皮褶厚度测量：用皮脂钳测量特定部位（如腹部、大腿）皮下脂肪厚度，需专业人员操作。

③双能X射线吸收测定（dual energy X-ray absorptiometry，DEXA）：医学级精准测量，但成本高，多用于科研。

（2）健康标准：

男性：10%～20%（运动员可低至6%～13%）；

女性：20%～30%（运动员可低至14%～20%）。

3. 腰围与腰臀比（waist-to-hip ratio，WHR）

（1）测量方法：

①腰围：站立时，双足分开25～30 cm，使体重均匀分配，用软尺绕肚脐水平一周（呼气末测量）。

②臀围：测量环绕臀部的骨盆最突出点的周径，也就是最宽处。

③腰臀比＝腰围/臀围

（2）健康标准：

男性：腰围＜90 cm，WHR＜0.9；

女性：腰围＜ 85 cm，WHR ＜ 0.85。

4. 肌肉量与基础代谢率（basal metabolic rate，BMR）

（1）测量工具：体脂秤或专业体测仪可评估肌肉量。

（2）BMR 计算：

男性：BMR=10 × 体重（kg）+6.25 × 身高（cm）−5 × 年龄 +5；

女性：BMR=10 × 体重（kg）+6.25 × 身高（cm）−5 × 年龄 −161。

5. 其他辅助指标

（1）内脏脂肪等级：部分体脂秤可检测（等级 1 ~ 9 级为正常，9 以上为风险增高）。

（2）身体水分率：正常范围 50% ~ 65%，过低可能提示脱水或代谢问题。

（3）中医方法：观察舌象变化，拍照记录，如舌苔白而厚，观察舌苔有无减少；观察排便情况及身体疲乏程度。

6. 科学检测建议

（1）频率：每周固定时间测 1 ~ 2 次体重，每月测 1 次体脂和维度。

（2）记录趋势：关注长期变化，而非单次数据波动（如生理期、高盐饮食会导致短期水肿）。

（3）综合评估：结合 BMI、BFP、WHR 等多指标，避免单一数据误导。

打卡手账

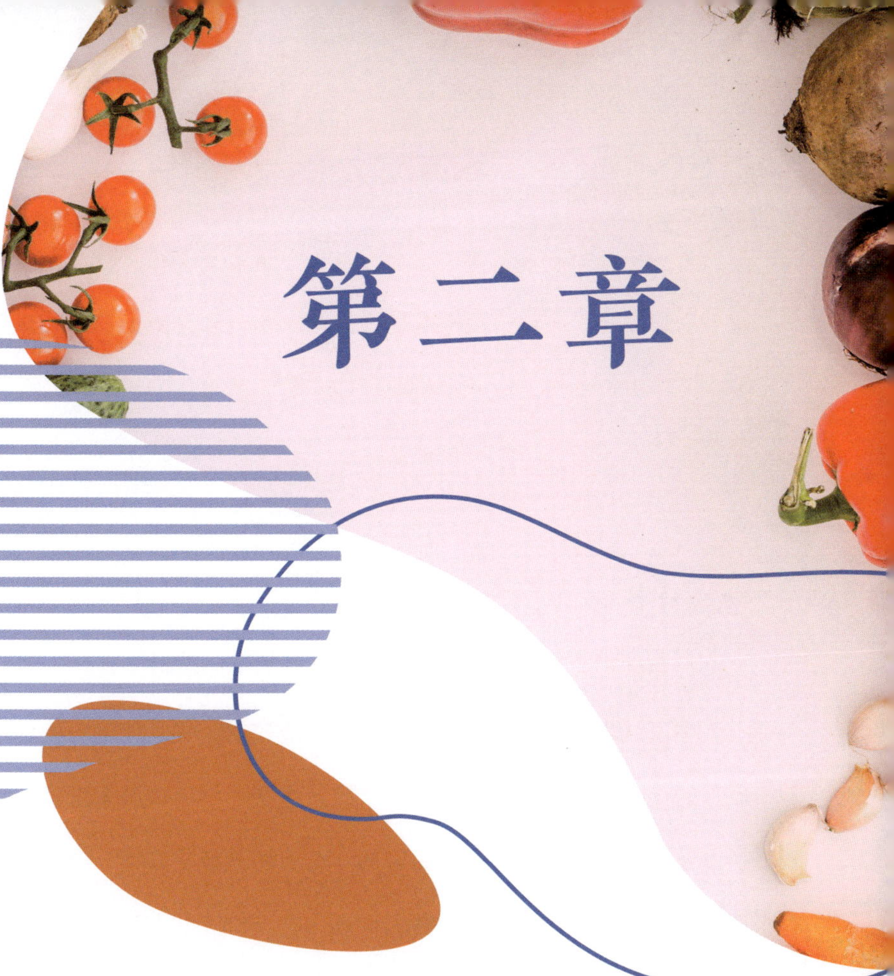

第二章

科学看待中医减重——中医减重的优点与不足

随着肥胖问题成为全球性健康挑战，中医减重作为一种传统疗法逐渐受到关注，其核心理念是通过调理人体内在平衡实现健康减重。本章节从理论依据、实践方法和实际效果等角度，分析中医减重的优势与不足。

一、中医减重的优点

1. 整体观念与个体化调理

中医认为肥胖的总体原因是本身体质较弱，并且伴随着各种“垃圾”的堆积，造成这一现象多由于脾胃虚弱、体内痰湿太重、情绪不畅以及血瘀等情况。不同于西医的“一刀切”减重方案，中医强调辨证论治，例如气虚导致的肥胖人群选用补气健脾的方法，常见的中药有黄芪、党参、白术等，平时生活也不建议剧烈运动；痰湿重导致的肥胖人群选用祛湿气的药物，常见的有陈皮、茯苓、半夏等，运动上推荐有氧和无氧运动结合；而因压力大、情绪焦虑等问题导致肥胖的人群，不仅要调理身体的失衡，还要给予心理疏导，进行“身心同调”，帮助他们建立健康生活方式，减少因情绪性进食导致的复胖风险。所以中医是根据不同人群、不同体质、不同工作环境等差异进行“一人一方”的精准个体化治疗，与“生物—心理—社会”的现代医学模式殊途同归。

2. 属于自然疗法，毒副作用较小

中医主要通过中药、针灸、埋线、穴位贴敷、拔罐、推拿、气功、药膳、代茶饮等方法进行减重。可供选择的方法比较多，减重人士可以根据自身情况选择。并且这些方法多基于物理或天然植物，毒副作用较少。同时，很多疗法成本较低，减重群体的经济负担较小。

3. 从改善体质入手，降低反弹风险

中医诊疗的思路从来不会被病名局限，往往从观察患者的症状入手。肥胖人群大多数伴随着其他症状，例如嗜睡、乏力、血脂或血糖升高、失眠、胸闷、头晕、皮肤色素沉着等。中医减重是根据体质等因素来进行辨证施治的，在治疗的过程中很多其他不适也会有所缓解。另外，与节食、药物等快速减重方法不同，中医通过调理五脏六腑的功能使人体的代谢水平重新回归平衡，中药配合针灸能显著降低体重、腰围，改善血脂、血糖等指标，长期坚持可逐步形成“易瘦体质”，反弹率较低。

二、中医减重的不足

1. 疗效存在个体差异与不确定性

中医减重依赖医师的经验水平和受治者的依从性，疗效存在波动

性。例如，针灸对部分人群效果显著，但对另一些人群可能无效。此外，中药复方成分复杂，缺乏标准化的剂量和疗程规范，导致疗效难以量化评估。

2. 起效缓慢，周期较长

中医减重以调理为主，注重“缓调慢治”，尤其对体质复杂或病程较长的肥胖患者，往往需数月甚至更长时间才能显现效果。与西医的快速减重方式（如手术或药物）相比缺乏及时性。例如，穴位埋线通常每 2 周一次，配合中药调理，需持续 3 ~ 6 个月；饮食和运动调节则更需长期坚持。因此对于期望短期减重的人群，中医可能难以满足其需求。

三、现代科技赋能下的中医减重创新

为应对现代人对高效、便捷的减重方法的需求，中医减重正在与现代科技深度融合。例如，智能针灸仪通过微电流模拟针刺，实现居家治疗；AI 体质检测设备可快速分析体质类型，辅助中医辨证；中药代茶饮、药膳食品的开发，降低了服用难度。未来，中医减重有望在保持传统精髓的同时，通过标准化、智能化创新，突破现有局限，惠及更多人群。中医减重的优势在于其“以人为本”的整体观和自然疗法，但须正视其专业性、时效性等挑战。对于追求健康瘦身的人群，建议在专业医师指导下，将中医调理与科学饮食、科学运动相结合，形成可持续的体重管理方案。唯有如此，方能真正应用中医减肥的千年智慧，实现健康与美丽的平衡。

打卡手账

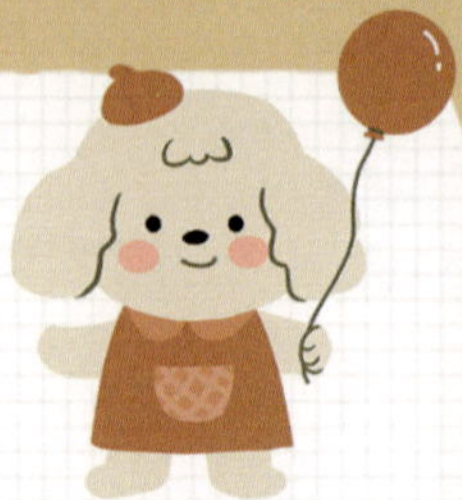

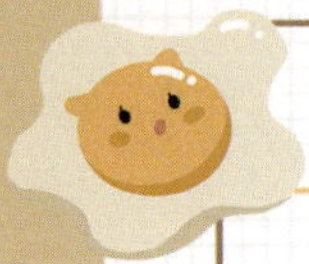

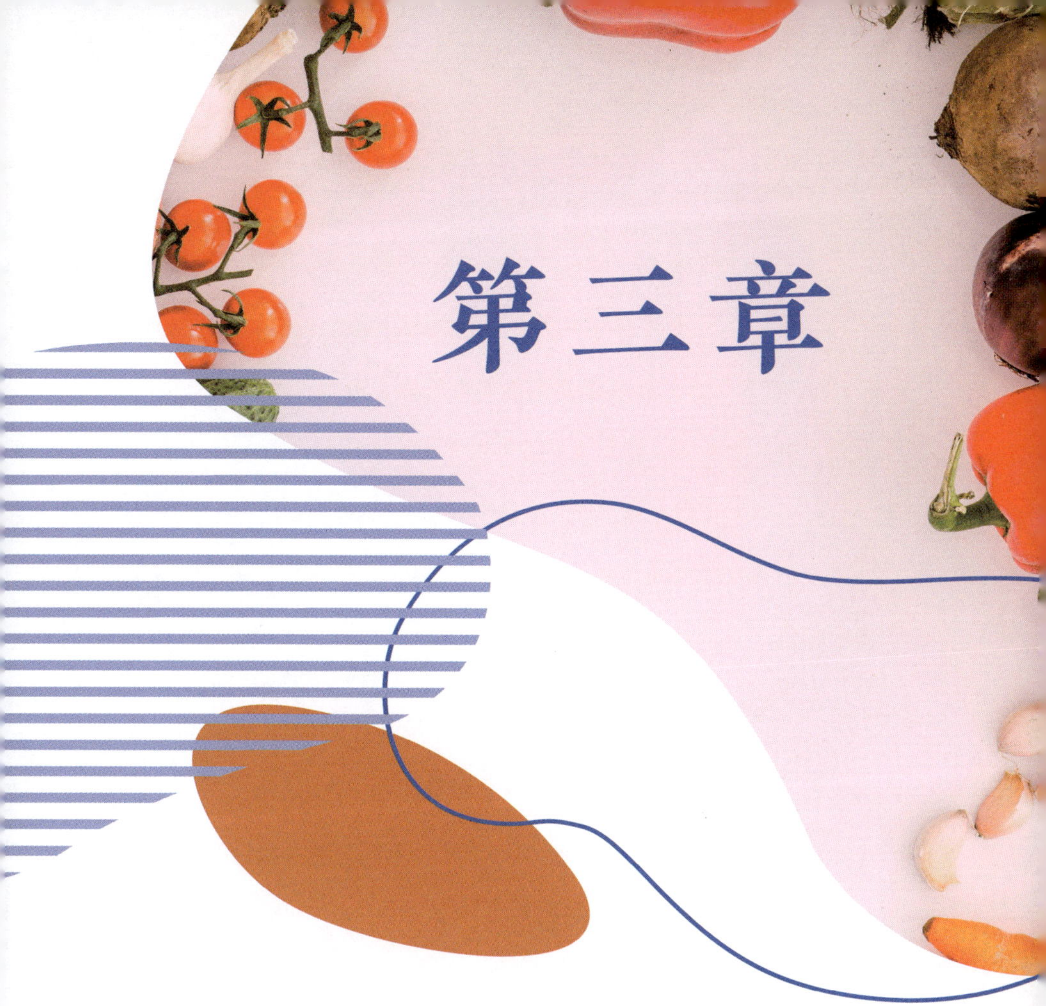

第三章

中医内治：用天然之味，解锁你的健康体态

你是否尝试过节食，却总是半途而废？是否拼命运动，体重却纹丝不动？其实，减重的难题不在于不够努力，而在于没有找到身体的“症结”。中医认为，肥胖是身体内部失衡的“信号”——有人因“胃火过旺”而暴饮暴食，有人因“湿气缠身”而浮肿乏力，还有人因“气血瘀堵”而代谢迟缓。

本章将从中医视角出发，以药膳、代茶饮和中药经典成方为依托，为您介绍温和、自然的减重方案。

一、肥胖的中医证型和调理方法

中医强调“辨证论治”，需要根据肥胖的不同证型选择针对性方案，以下是五大常见肥胖证型及调理方法。

1. 胃热火郁型

典型表现：吃得多饿得快，像体内有把“火”，常口干爱喝冷饮，容易长痘痘、口臭，大便干硬或便秘。肥胖多集中在腰腹，皮肤摸起来发烫，情绪急躁，吃得多且更容易胖。

调理关键：清胃火、润肠道，避免“越吃越饿”的恶性循环。

2. 痰湿内盛型

典型表现：身体像泡在水里一样沉重，容易累、犯困，脸上油腻爱出油，肚子松软像“游泳圈”。经常胸闷痰多，大便黏马桶，喝水也容易胖，下雨天更觉身体笨重。

调理关键：排湿气、化痰浊，告别“喝水都胖”的困扰。

3. 气血瘀滞型

典型表现：长期心情压抑或压力大，容易胸闷、叹气，女性常有痛经或血块。肥胖部位偏硬（如小腹），皮肤暗沉长斑，手脚冰凉但体内又觉得燥热，减重易反弹。

调理关键：活血化瘀，让气血流动更顺畅。

4. 脾虚不运型

典型表现：消化差、容易胀气，明明吃得少却虚胖，肌肉松软无力。经常饭后犯困，四肢浮肿，按压后有明显痕迹，大便不成形，喝凉水或吃油腻的食物易拉肚子，减肥越节食越虚。

调理关键：补脾气、消水肿，增强身体“运化力”。

5. 脾肾阳虚型

典型表现：怕冷手脚冰凉，腰膝酸软像“生锈”，喝凉水易腹痛。肥胖伴随浮肿（尤其下半身），尿频起夜多，白天没精神，吃不多也胖，属于“喝凉水都长肉”的类型。

调理关键：温补脾肾阳气，点燃代谢“小火炉”。

二、中医药膳：厨房里的中医智慧

一碗粥、一碟菜、一盅汤，不仅是果腹的美味，更可以成为调理体质的“天然药方”。中医认为，肥胖的根源在于脏腑失衡，而药膳的智慧，正是利用食物的四性五味——寒热温凉、酸甘苦辛咸，温和地修复身体，让多余的脂肪在不知不觉中消散。

减重不是一场与美食的战争，更不是自我惩罚，许多人误以为减重只能“饿肚子”，却不知吃对食物反而能加速代谢。让我们带您根据中医理论中的五种肥胖体质学会与身体对话，重新认识食物，为您量身定制吃得饱又易坚持的减重食谱。我们将从厨房出发，带您重新认识手中的锅铲与汤勺，它们不仅是烹饪工具，更是通往健康的钥匙。重新认识餐桌上的一粥一饭、一菜一汤，它们都可以是调理体质的“天然良药”。只需在日常饮食中稍加用心，便能将减重融入生活的烟火气里，让每一餐都成为身体的滋养之旅，带您找回轻盈与健康。

1. 胃热火郁证

（1）铁皮石斛玉竹煲瘦肉

【来源】《中华人民共和国药典》《中医食疗学》

【组成】猪瘦肉 60 g，铁皮石斛 10 g，玉竹 10 g，生姜 2 片。

【制法用法】瘦肉切块，焯水去腥；铁皮石斛洗净切段（鲜品可保留原汁）；玉竹浸泡 30 分钟至软。所有食材洗净放进瓦煲内，加入清水，大火煮沸后，改为小火煲1小时，放入精盐适量。可佐餐食用，温服。酌情每日或隔日食用1次。

【功效】滋阴清热，调和脾胃。

【主治与应用】适用于胃热火郁型肥胖。典型人群：青壮年肥胖者或因饮食不节而致的“实胖”。

【使用注意】脾胃虚寒、风寒感冒初期慎用；因铁皮石斛具有降糖功能，低血糖患者慎用。

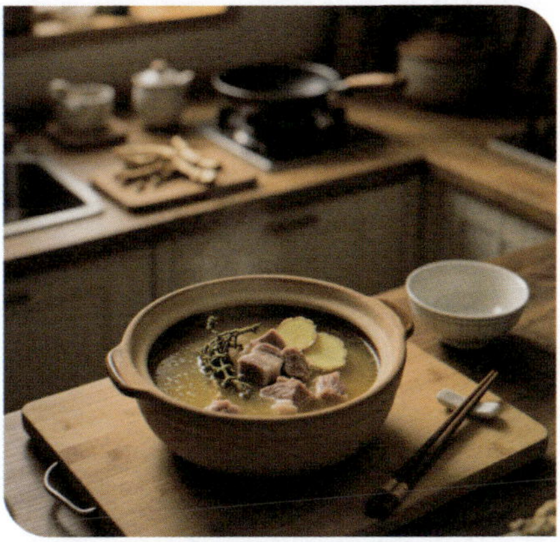

铁皮石斛玉竹煲瘦肉

（2）三豆饮

【来源】《温病条辨》

【组成】赤小豆15 g、黑豆15 g，绿豆15 g，生甘草5 g。

【制法用法】三豆提前浸泡2小时（黑豆可泡更久），滤净备用。加水1 000～1 500 mL，大火煮沸后转小火煮至豆子软烂（40～60分钟）。可代替部分主食，温服，吃豆喝汤。每日2次，连续食用5～7天。

【功效】清热解暑，健脾益肾。

【主治与应用】适用于夏季暑热伤津，胃火炽盛型肥胖，也可治疗高脂血症。尤适合高温作业者，可用于儿童及老年人预防中暑。

【使用注意】脾胃虚寒、肾功能不佳者，孕妇及哺乳期妇女慎用。

（3）竹叶粥

【来源】《普济方》

【组成】淡竹叶 30 g，石膏 15 g，粳米 100 g，砂糖 30 g。

【制法用法】淡竹叶洗净，浸泡 20 分钟（鲜竹叶用量加倍，约 60 g）；粳米淘洗干净，浸泡 10 分钟（便于煮烂），将石膏捣碎，与竹叶一起用水煎煮，去渣取汁约 1 000 mL，加入粳米煮成粥，放砂糖调味。空腹食用，每日 1 次，7 天为 1 个疗程。

【功效】清热泻火，利尿通淋。

【主治与应用】适用于脾胃湿热之形体肥胖、多食易饥等症，可伴有牙龈肿痛，口臭便秘，小便短赤等症状。有清泄胃经实火之效。

【使用注意】脾胃虚寒、阴虚火旺无实热者慎用；孕妇及哺乳期妇女慎用；不宜与辛辣、油腻食物（如肥肉、辣椒等）同服，避免加重内热；连续服用不宜超过 7 天。

（4）绿豆粥

【来源】《食疗本草》

【组成】绿豆、粳米各 50 g。

【制法用法】将绿豆、粳米分别洗净后，共入锅中，加适量水煮成粥。

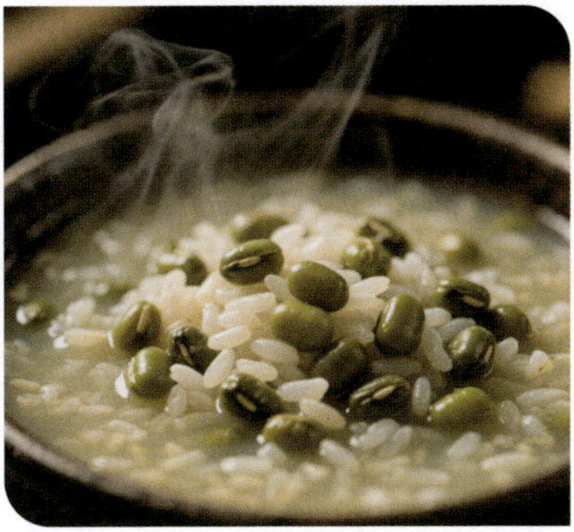
绿豆粥

【功效】清暑解毒，利水消肿。

【主治与应用】适用于胃火亢盛型肥胖，亦可预防夏季高温中暑。

【使用注意】避免与温热性食物（如羊肉、辣椒）同食用，避免寒热相搏。绿豆皮清热力最强，久煮至皮脱落则清热效果减弱，建议煮至刚开花即止（解暑用）；若需健脾，可煮至软烂。

（5）青鸭羹

【来源】《饮膳正要》

【组成】青头鸭 1 只（青头鸭若难获取，可用普通老鸭替代，但需确保新鲜），草果 5 个，赤小豆半升（100 ~ 150 g，需提前浸泡），盐、姜、葱适量。

【制法用法】将赤小豆填入处理干净的青头鸭腹内。加入草果，一同煮熟（可水煮或炖煮，至鸭肉软烂）。用五味（盐、姜、葱等调料）调味，空腹食用（建议晨起或餐前服用）。

【功效】清热降火，利尿消肿。

【主治与应用】适用于胃火亢盛所致的肥胖病症。

【使用注意】脾胃虚寒者少食生冷，服用期间忌油腻、辛辣。

（6）荸荠内金饼

【来源】《中医药膳学》

【组成】荸荠 600 g，熟猪油 60 g，鸡内金 25 g，天花粉 20 g，玫瑰 20 g，白糖 150 g，面粉 10 g，糯米粉 10 g，菜油、淀粉适量。

【制法用法】先将鸡内金制成粉末，加入天花粉、玫瑰、白糖、熟猪油、面粉拌匀，做成饼馅。荸荠去皮洗净，用刀拍烂、剁成细泥，加入糯米粉拌匀上笼蒸熟。趁热把刚蒸熟的荸荠糯米泥分成汤圆大小，逐个包入饼馅，压成扁圆形，撒上干淀粉备用。炒锅置旺火上，倒入菜油烧至八成热时，把包入饼馅的荸荠饼下入油锅炸至金黄色，用漏勺捞起入盘，撒上白糖即可。

【功效】消食导滞，清化郁热。

【主治与应用】适用于饮食停滞，壅塞久而化热型肥胖，常见症状有胸中烦热口渴、脘腹痞闷、恶心厌食、纳食减少、苔黄腻、脉滑数等。

【使用注意】不宜过量食用，以免加重胃肠负担。

2. 痰湿内盛证

（1）茼蒿炒萝卜

【来源】《中华临床药膳食疗学》

【组成】白萝卜 200 g，茼蒿 100 g，菜油 100 g，花椒、盐、味精、淀粉、香油适量。

【制法用法】白萝卜洗净切条，茼蒿洗净切段。先将菜油入锅烧热，放入花椒，待花椒炸黑后捞出，加入白萝卜条，煸炒至七成熟，加入茼蒿及适量的味精和盐，熟透后淋上淀粉汁，汤汁明亮后，加入香油出锅即可。可供佐餐，30 天为一个疗程。

【功效】理气宽中，化痰消积。

【主治与应用】适用于痰湿内盛之肥胖者。《备急千金要方》谓茼蒿“安心气，养脾胃，消痰饮。”症见身体肥胖、腹部肥满、肢体困倦、头晕目眩、口中黏腻、舌苔白腻、脉滑等。

【使用注意】萝卜有一定的解药性，正在服用人参等滋补中药的人不宜大量食用，以免影响药效。

（2）茯苓豆腐

【来源】《家庭中医食疗法》

【组成】茯苓粉 30 g，松子仁 40 g，豆腐 500 g，原汤 200 g，胡萝卜、菜豌豆、干香菇、玉米粒、蛋清、盐、料酒、淀粉适量。

【制法与用法】豆腐用干净棉纱布包好，压上重物以沥除水；干香菇用水发透，洗净，除去柄上木质物，大者撕成两半；菜豌豆去筋，洗净，切作两段；胡萝卜洗净切菱形薄片；蛋清打入容器，用起泡器搅起泡沫。将豆腐与茯苓粉搅拌均匀，用盐、料酒调味，加蛋清混合均匀，上面再放香菇、胡萝卜、菜豌豆、松子仁、玉米粒，入蒸笼用武火煮 8 分钟；再将原汤倒入锅内，用盐、酒、胡椒调味，以少量淀粉勾芡，淋在豆腐上即成。佐餐食用。

【功效】利水化痰，消食减肥。

【主治与应用】适用于痰湿停聚，浊气不化所致的形体肥胖病、糖尿病。

【使用注意】本膳偏于寒凉，故阳虚肥胖者不宜食用。

（3）冬瓜粥

【来源】《药粥疗法》《粥谱》

【组成】新鲜连皮冬瓜 80 ~ 100 g（冬瓜子亦可，干者 10 ~ 15 g，鲜者 30 g），粳米 100 g。

【制法与用法】先将冬瓜洗净，切成小块，同粳米一并煮为稀粥。用子者则先用冬瓜子煎水，去渣取汁，再以汁同米煮粥。粥成后随意服食。

【功效】清化痰湿，利尿除湿，消肿减肥。

【主治与应用】适用于痰湿型肥胖症，症见小便不利、浮肿肥胖、口干胸闷等。《证类本草》称其“益气耐老，除胸心满，去头面热”，因其性寒，故又谓：“热者食之佳，冷者食之瘦人……欲得体瘦轻健者，则可常食之，若要肥，则勿食。”可知其有清热除湿、轻身减肥等功效。亦可用于急慢性肾炎所致之水肿，及暑热烦闷、口干作渴、肺热咳嗽等。

《荆楚岁时记》记载："七月采瓜犀，以为面脂。"可知其具有减肥、美容双重功效。

【使用注意】冬瓜性寒，容易加速代谢、耗损津液，所以长期患病、体质虚弱，尤其是阴虚火旺的人不适合食用。

（4）鲤鱼汤

【来源】《备急千金要方》

【组成】鲤鱼1条（重约500 g），白术15 g，生姜、白芍、当归各9 g，茯苓12 g，调味品适量。

【制法与用法】鲤鱼去鳞片、肚肠，洗净备用。将后5味切成黄豆大小碎块，加水熬取汁，去药渣，以药汁煮鱼，鱼熟后加入调味品，食鱼喝汤，1日内分3～5次服完。

【功效】健脾化痰利水，疏肝养血。

【主治与应用】本方所主，为肝脾两虚，血少而水气不化所致的痰湿型肥胖。适用于妇人肥胖，小便不利、头晕，四肢浮肿者。本方原用于治疗妇人妊娠水气，腹部肿大，小便不利等病症，其功效历千年而不衰。历代医家对本方的运用范围均有扩展，近年来用于减重，适用于肝脾不足，水气不化的痰湿型肥胖患者。

【使用注意】食材过敏者慎用，避免食用生冷、油腻、辛辣等刺激性食物。

（5）薏米赤豆粥

【来源】《中华临床药膳食疗学》

【组成】薏苡仁 50 g，赤小豆 50 g，泽泻 10 g。

【制法用法】薏苡仁、赤小豆提前浸泡 2 ~ 3 小时（若用炒薏米，浸泡时间可缩短），泽泻先煎取汁，与赤小豆、薏苡仁同煮为粥。每日 2 次，15 天为 1 个疗程。

【功效】健脾利湿，消肿减肥。

【主治与应用】适用于痰湿之形体肥胖、渴喜冷饮、口苦、舌苔厚腻等症。

【使用注意】不宜与油腻食物、甜食同服，避免助湿生热；避免与阿司匹林等利尿药同用。普通薏米（川谷）：颗粒较大，清热利湿力强；小薏米（糯薏米）：颗粒较小，偏滋补，健脾更佳，可根据体质选择。

（6）红烧冬瓜

【来源】《食疗本草》

【组成】冬瓜 500 g，食用油、调料各适量。

【制法用法】将冬瓜洗净，去皮，切成块，按常法炒熟，加入调料调味即可。佐餐服食。

【功效】清热利水，化痰祛湿。

【主治与应用】适用于痰湿型肥胖。《证类本草》中载冬瓜“热者食之佳，冷者食之瘦人……欲得体瘦轻健者，则可常食之。”亦可用于高血压、糖尿病患者的低脂菜系。

【使用注意】脾胃虚寒、阳虚体质者慎用，不宜与滋补中药（人参、黄芪）同用，以免降低药效。

3. 气郁血瘀证

（1）大蒜萝卜汁

【来源】《肿瘤方剂大辞典》

【组成】大蒜 60 g，萝卜 120 g。

【制法用法】将上述两物分别绞取汁，再将两汁混合均匀即成。早、晚分食。

【功效】活血化瘀，消食下气，降低血脂。

【主治与应用】主要适用于气郁血瘀型肥胖，尤其是腰腹、四肢易出现脂肪堆积，皮肤暗沉、粗糙，或有瘀斑、色素沉着者；亦适用于胸胁胀满、情绪低落或烦躁、月经不调（如经血色暗、有血块）、痛经、舌质紫暗或有瘀点、脉弦、脉涩等情况。

【使用注意】阴虚火旺及胃肠道敏感者慎用。

（2）玫瑰荸荠粥

【来源】《了不起的食疗方》

【组成】玫瑰花 10 g，荸荠 10 g，粳米 100 g。

【制法用法】煮粳米：锅中加水 800 ~ 1 000 mL，放入浸泡好的粳米，大火煮沸后转小火熬煮30分钟，至米粒半熟。放入荸荠片（丁），继续小火煮 15 ~ 20 分钟，至荸荠软烂、粳米开花。加入玫瑰花，搅拌均匀，再煮5分钟（避免久煮破坏挥发油成分），关火焖5分钟即可。每日 1 剂，早餐或晚餐温热食用，可连续服用 5 ~ 7 天，停 2 ~ 3 天再续（根据体质调整）。

【功效】理气化痰，活血化瘀。

【主治与应用】适用于气郁血瘀型肥胖，伴随体型紧实、情绪焦虑、月经色暗有块、舌紫暗或有瘀斑、苔白腻者，可通过理气化痰、活血消滞改善代谢。

【使用注意】脾胃虚寒、孕妇及月经过多者慎用。

（3）川芎葱头白鱼汤

【来源】《家庭食疗手册》

【组成】川芎 10 ~ 15 g，葱 3 ~ 5 根，白鱼 1 条（300 ~ 500 g，如白鲫鱼、白鲢鱼或鲈鱼），生姜 3 ~ 5 片，料酒 10 ~ 15 mL，食盐、胡椒粉少许。

【制法用法】白鱼处理干净，鱼身划 2 ~ 3 刀（便于入味），用料酒、少许盐腌制 10 分钟；川芎用清水浸泡 15 分钟（去除杂质及部分燥性），葱白切段（葱绿、葱白分开，葱白用根部为主）。锅中加适量清水（800～1 000 mL），放入川芎、生姜片，大火煮沸后转小火煮 20 分钟，滤出药汁（或保留药渣一同煮）；另起锅烧油，将鱼煎至两面微黄（减少腥味，增强健脾效果），倒入药汁，加葱白段，大火煮沸后转中火炖 30 分钟；加入葱绿段、食盐、胡椒粉调味，再煮 5 分钟即可。吃鱼喝汤，每日 1 剂，分 2 次服用（早晚各 1 次），连服 3～5 天（根据症状改善情况调整）。

【功效】活血行气，利湿消肿。

【主治与应用】适用于气滞血瘀型肥胖，伴面色青白、手足不温、舌淡紫或有瘀斑、苔白、脉弦紧或涩。

【使用注意】阴虚火旺者慎用；孕妇、哺乳期及有出血倾向者慎用；过敏者慎用。

4. 脾虚不运证

（1）茯苓赤豆粥

【来源】《中华养生药膳大典》

【组成】茯苓 30 g，赤小豆 100 g，小米 50 g。

【制法用法】将茯苓研为细末，赤小豆用水浸泡 10 小时以上，再将以上三味加水适量，共煮成粥。每日早晨空腹温食 1 次，15 天为 1 个疗程。

【功效】健脾利湿，消肿解毒。

【主治与应用】适用于脾虚湿盛之肥胖，伴乏力、食欲不振、小便不利、大便粘腻或泄泻、舌苔白腻等“虚胖”症状。

【使用注意】阴虚火旺者慎用；脾胃虚寒者需搭配生姜、红枣等温中食材。

（2）参芪鸡丝冬瓜汤

【来源】《中医临床药膳食疗学》

【组成】鸡脯肉 200 g，党参 6 g，黄芪 6 g，冬瓜 200 g，黄酒、精盐、味精各适量。

【制法与用法】先将鸡脯肉洗净，切成丝；冬瓜削去皮，洗净切片；党参、黄芪用清水洗净。砂锅置火上，放入鸡肉丝、党参、黄芪，加水 500 mL，小火炖至八成熟，再放入冬瓜片，加精盐、黄酒、味精，仍用小火慢炖，待冬瓜炖至熟烂即成。单食或佐餐用。

【功效】补气健脾，利水轻身。

【主治与应用】适用于脾虚气弱型肥胖，症见体倦怠动，嗜睡易疲，食少便溏，或见头面浮肿，四肢虚胖者。本方所主，属中气不足，脾失健运所致的气虚型肥胖。

【使用注意】本膳力缓效平，应较长时间服用方有佳效。本膳减肥原理在于益气健脾，对于脾气尚健，食欲较好，或阳虚湿盛之肥胖患者不甚适宜。

（3）茯苓饼子

【来源】《儒门事亲》

【组成】白茯苓 120 g，精白面 60 g，黄蜡适量。

【制法与用法】将茯苓粉碎成极细末，与白面混合均匀，加水调成稀糊状，以黄蜡代油，制成煎饼，当主食食用。每周食用 1 ~ 2 次。

【功效】补气健脾，饱腹减食。

【功效与应用】适用于单纯性肥胖及食欲旺盛者。本方所主，为脾胃运化失调、胃强脾弱之证，多食而难化，宜健脾抑胃、减食减肥。

【使用注意】本方原为“辟谷”而设，食后可致食欲降低、营养不良、贫血、脾虚，故食欲不振、神经性厌食者禁用。食用本膳后食欲下降，可任其自然，但必须防治胃肠空虚，原书嘱常用少许芝麻汤、米汤等搭配食用，有饥饿感时再正常饮食。老年人脱肛和小便多者不宜服食。

（4）茯苓粥

【来源】《圣济总录》

【组成】白茯苓（研末）20 g，粳米 100 g。

【制法用法】粳米淘净煮粥，将熟即下茯苓末。空腹食之。

【功效】健脾益胃，利水消肿。

【主治与应用】用于单纯性肥胖、老年性浮肿、脾虚泄泻、小便不利、水肿等。

【使用注意】忌糖、蜂蜜、奶油，可加生姜片（3 ~ 5 g）或胡椒粉（温脾行气，适合怕冷者）。

（5）山楂粥

【来源】《粥谱》

【组成】山楂 30 ~ 40 g，粳米 100 g，砂糖 10 g。

【制法用法】先用砂锅煎山楂取汁，加入粳米、砂糖煮粥。7 剂为 1 疗程，亦可常服食。

【功效】健脾胃，消食积，散瘀血。

【主治与应用】适用于脾胃虚弱、食积停滞、内积不消；还可防治高脂血症、高血压病及冠心病。

【使用注意】胃酸过多、胃溃疡、胃炎患者慎用；脾胃虚寒者不宜长期单服，需配生姜、山药等温中健脾；孕妇慎用。

（6）三豆饭

【来源】《中国食疗大全》

【组成】白扁豆 30 g，赤小豆 30 g，黑豆 30 g。

【制法用法】将白扁豆、赤小豆、黑豆用清水洗净，浸泡 4 ~ 6 小时，泡发好的豆子放入锅中，加清水（水量为豆子体积的 3 ~ 4 倍），大火煮沸后转小火（40 ~ 60 分钟），煮至豆子软烂。

【功效】益气健脾，利水消肿。

【主治与应用】适用于脾虚湿阻、乏力、食欲不振、便溏、水肿、小便不利等。

【使用注意】阴虚火旺者慎用。

（7）鸡内金粉粥

【来源】《中国食疗大全》

【组成】鸡内金 6 g，干橘皮 3 g，粳米 30 g，砂仁 1.5 g。

【制法】将鸡内金、干橘皮、砂仁共研成细末待用，将粳米淘洗干净，放入铝锅内，加鸡内金、干橘皮、砂仁细末，加水搅匀，置武火上烧沸，再用文火熬熟。

【功效】健脾消积。

【主治与应用】适用于小儿饮食不洁、脾胃虚弱、腹胀、消化不良等。

【使用注意】脾胃虚弱无积滞者不宜多食。

5. 脾肾阳虚证

（1）鲤鱼汤

【来源】《中国药膳辨证治疗学》

【组成】鲤鱼 1 000 g，荜茇 5 g，生姜、香菜、料酒、葱、味精、醋适量。

【制法用法】将鲤鱼去鳞及内脏，洗净后切成小块，姜、葱洗净备用。荜茇、鲤鱼、葱、姜放入锅内，加水适量，烧沸后再用文火炖约40分钟，加入适量香菜、料酒、味精、醋即可。吃鱼肉喝汤，可单吃，也可佐餐。每日2次，15天为1个疗程。

【功效】温脾肾之阳，利水祛湿。

【主治与应用】适用于脾肾阳虚、水湿不化之肥胖，症见肥胖、水肿、畏寒肢冷、腰膝酸软、大便溏稀、小便不利、舌淡胖有齿痕。

【使用注意】阴虚火旺、湿热内盛者慎用；过敏者慎用。

（2）麻辣羊肉炒葱头

【来源】《中华临床药膳食疗学》

【组成】瘦羊肉200 g，葱头100 g，生姜10 g，素油50 g，川椒、辣椒各适量，精盐、味精、黄酒、醋各少许。

【制法与用法】先将瘦羊肉洗净，切成肉丝；生姜洗净，去皮，切成姜丝；葱头洗净切片。将炒锅置火上，放入素油烧热，投入适量川椒、辣椒（因口味而定用量），炸焦后捞出；再在锅中放入羊肉丝、姜丝、葱头煸炒，加入精盐、味精、黄酒、醋等调味，熟透后收汁，出锅即成。佐餐食用。

【功效】温阳化湿，利水减肥。

【主治与应用】本方所主，为阳气不足、温化无力、水湿难化、停聚而成的阳虚型肥胖症。症见畏寒肢冷、怠动嗜卧、尿清便溏、肢腹虚浮者。

【使用注意】本膳为热性食品，阴虚火旺者不宜食用。

（3）人参核桃汤

【来源】《严氏济生方》

【组成】核桃仁 3 个，人参 3 g，生姜 5 片。

【制法用法】将核桃仁捣碎备用，将人参放入砂锅中，加水煮 20 分钟后，加入核桃仁、生姜，继续煮 20 分钟即可。

【功效】补脾益肾。

【主治与应用】适用于脾肾阳虚型肥胖，症见体型肥胖，尤其是腰腹松软、下肢浮肿；畏寒怕冷，四肢冰凉，腰膝酸软无力；大便溏稀或粘腻，小便清长或不利；舌淡胖、苔白滑，脉沉迟无力。

【使用注意】阴虚火旺、湿热者慎用；高血压患者慎用。若无人参，可用党参替代。

（4）胡桃枸杞粥

【来源】《海上方》

【组成】胡桃肉 25 g，

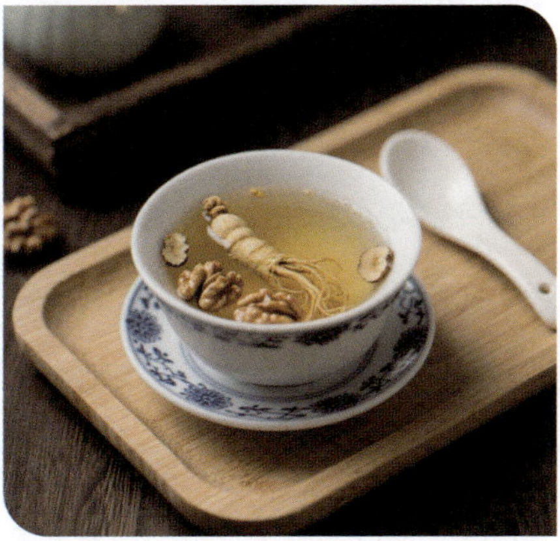

人参核桃汤

枸杞 15 g，黑芝麻 5 g，粳米 100 g。

【制法用法】锅中加入适量清水（800 ~ 1 000 mL），放入粳米、胡桃肉，大火煮沸后转小火慢煮 30 分钟，至米粒开花；加入黑芝麻、枸杞，继续小火煮 15 ~ 20 分钟，至粥体浓稠；关火后可焖 5 分钟，口感更绵滑。早餐或晚餐食用，每日 1 剂，连续服用 1 ~ 2 周后可间隔 2 ~ 3 天再服，避免温补过度。

【功效】温补肾阳，养血健脾。

【主治与应用】适用于脾肾两虚、精血不足导致的虚性肥胖（体型松垮、肌肉无力）。

【使用注意】阴虚火旺、湿热内盛者慎用。

三、重塑轻盈之躯：中医茶饮开启养生减重新境界

在当代社会高速运转的节奏中，体重管理已从单纯的外在追求演变为维系健康的重要课题。面对化学合成类减重制剂与过度节食带来的健康隐患，传承千年的中医药智慧以其天人合一的哲学内核，为现代人开辟了一条遵循生理节律的体重调节路径。依托《黄帝内经》“形神共养”的理论框架，华夏大地孕育的草本药材通过茶饮这一生活化媒介，系统调节人体代谢机能。从《本草纲目》记载的“荷叶轻身方”到历代医家改良的“消脂茶剂”，中医药典籍与实践共同印证了：茶

汤中蕴藏的不仅是草本精华，更是基于整体辨证的体质调衡体系，将“药食同源”理念转化为可日常践行的健康范式，使体重管理升华为顺应生命规律的自然过程。

当代茶剂主要分为纯中药配方与茶药复合配方两类，其中减肥茶多属后者。科学配制的减肥茶饮通常保留 50% 的基础茶成分以维持风味，精选乌龙茶、普洱茶等具有代谢促进作用的茶种。唐代《本草拾遗》已载“茶久服去脂”的认知，现代研究证实茶叶富含生物碱、茶多酚等百余种活性成分，可协同调节脂质代谢循环。通过与荷叶、灵芝等药食同源材料的精准配伍，形成缓释型代谢调节系统，在长期饮用中实现血脂调控与体质改善的双重效益，这正是减肥茶品类在激烈市场竞争中持续保有生命力的核心价值。本节将介绍一些具有减重效果且易于饮用、风味十足的茶饮。按照不同的体质证型，我们将茶饮分为以下五类：

1. 胃热火郁型

（1）雪梨菊花决明饮

【来源】《中医良药良方》

【组成】雪梨干 20 g，菊花 5 g，决明子 10 g。

【制法用法】所有材料加 600 mL 水煮 15 分钟，代茶饮用，每日 1 ~ 2 次。

【功效】缓解口干、便秘及面部痘痘，适合易上火、腰腹肥胖的人群。

【使用注意】体质虚寒（怕冷、腹泻）者少用；低血压者慎用决明子；空腹饮用可能引发胃不适。

（2）芦荟绿茶

【来源】《儒门事亲》

【组成】库拉索芦荟胶 10 mL，绿茶 5 g。

【制法用法】绿茶用 85℃水冲泡 5 分钟，加入芦荟胶搅匀，饭后 1 小时饮用。

【功效】帮助排便通畅，减少胃部灼热感，适合食欲旺盛、便秘的肥胖人群。

【使用注意】孕妇禁用；肠胃敏感者可能引发腹痛；连续饮用不超过 7 天。

（3）金银薄荷茶

【来源】央广网

【组成】金银花 5 g，薄荷叶 3 g，菊花 5 g，蜂蜜或白糖适量。

【制法用法】金银花、菊花、薄荷叶用水稍清洗，去除微尘（若用包装好的药材，可不加清洗）。取金银花、菊花，加水煎煮 20 ~ 30 分钟，后加入薄荷叶再煮 3 分钟，根据个人口味加入适量白糖，或待茶凉后，兑入适量蜂蜜，即可饮用。

【功效】具有疏风、清热、解毒、利咽的作用，可以减轻口臭、抑制食欲亢进，适合压力大、易烦躁的胃热型肥胖。

【使用注意】此茶饮性寒凉，脾胃虚寒及气虚多汗者慎用；月经期减少用量；夜间饮用可能影响睡眠。

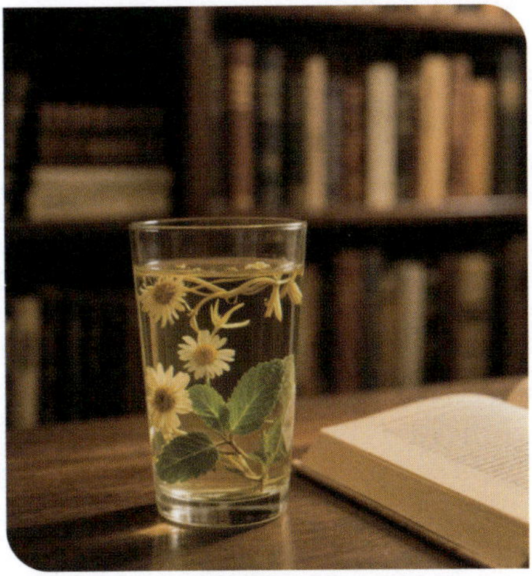
金银薄荷茶

（4）栀子蒲公英茶

【来源】《千金要方》

【组成】栀子 6 g，蒲公英根 5 g，甘草 3 g。

【制法用法】所有材料加 600 mL 水煮 20 分钟，滤渣后分两次温服。

【功效】缓解口苦、腹胀及皮肤出油，适合长期熬夜、饮食油腻的肥胖人群。

【使用注意】大便稀溏者停用；高血压患者慎用甘草；饮用后小便可能发黄。

2. 痰湿内盛型

（1）三仁化湿茶

【来源】《温病条辨》

【组成】薏仁 15 g，杏仁 10 g，白蔻仁 5 g。

【制法用法】所有材料加600 mL水煮20分钟，滤渣后分两次温服。

【功效】帮助排出体内多余水分，改善浮肿、身体沉重、大便粘腻等问题，适合喝水易胖、肚子松软的肥胖人群。

【使用注意】腹泻或脾胃虚弱者少用；孕妇禁用（杏仁含微量毒素）；容易口干舌燥的人可加麦冬5 g调和。

（2）玉米须海带茶

【来源】《岭南采药录》《本草纲目》

【组成】玉米须20 g，干海带丝5 g。

【制法用法】所有材料洗净后加800 mL水，大火煮开转小火煮20分钟，代茶饮用，每日1次。

【功效】促进排尿、消除浮肿，改善身体沉重及血脂偏高问题，适合下肢易肿、血压偏高人群。

【使用注意】甲状腺功能异常者慎用海带；低血压或尿频者减少用量；避免与寒凉食物同食。

（3）椒目红豆饮

【来源】《本草纲目》《神农本草经》

【组成】花椒目3 g，赤小豆15 g。

【制法用法】赤小豆提前浸泡2小时，与花椒目加水500 mL煮

30分钟，滤渣后早晚分服。

【功效】温化水湿，缓解下半身浮肿及手脚冰凉，适合畏寒且虚胖的体质。

【使用注意】阴虚上火（如口舌生疮）时停用；孕妇禁用；长期服用需搭配红枣3枚调和。

3. 气郁血瘀型

（1）山楂丹参饮

【来源】北京中医药大学东方医院健康课堂·科普园地

【组成】去核山楂10 g，丹参6 g，冰糖适量。

【制法用法】将丹参提前浸泡2～4小时，以便更好地发挥其活血化瘀药效。山楂去核备用。把山楂和丹参放入壶中，加入适量的水。开火煮沸后，转小火煮15～20分钟。关火后滤去汤渣，加入适量的冰糖（糖尿病患者可省略）调味。

【功效】山楂消食化积、活血化瘀，能够降低血脂、改善血液循环；丹参具有活血化瘀、通经止痛的作用，对心脑血管疾病有预防和治疗作用。两者结合使用，可以发挥协同作用，对高脂血症患者具有一定的益处。

【使用注意】山楂丹参饮虽具有一定的降脂作用，但并不能完全替代药物治疗，对于确诊为高脂血症的患者，仍需要在医生指导下进行规范的治疗，包括药物治疗和生活方式干预。同时，饮用山楂丹参饮时也应注意适量，避免过量饮用带来的不良反应。

（2）佛手橘络茶

【来源】《太医院秘藏膏丹丸散方剂》

【组成】佛手片 10 g，橘络 5 g。

【制法用法】沸水冲泡 15 分钟，饭后温服 200 mL，每日 2 次，连续饮用不超过 10 日。

【功效】疏肝理气，化解胸胁胀闷，调节乳腺增生伴随的局部肥胖及情绪性暴食。

【使用注意】气虚乏力者会加重疲倦感；胃痛发作时停用；不与寒凉食物同食。

（3）川芎荷叶饮

【来源】《山西中医》

【组成】川芎 6 g，荷叶 10 g，陈皮 3 g。

【制法用法】所有材料加水 600 mL 煎煮 15 分钟，饭后分 2 次各服 200 mL。

【功效】活血利水，缓解久坐引起的小腹僵硬，淡化气血瘀滞形成的黄褐斑。

【使用注意】孕妇禁用；阴虚者加麦冬 5g；服用后出现心悸需停用。

4. 脾虚不运型

（1）四君子活力饮

【来源】《太平惠民和剂局方》

【组成】党参 10 g，白术 9 g，茯苓 12 g，炙甘草 3 g。

【制法用法】所有材料加水 800 mL 煮 30 分钟，每日分 3 次饭前温服，连服半月。

【功效】补气健脾，改善食欲不振、餐后饱胀，缓解乏力嗜睡。

【使用注意】舌苔黄腻者加重湿热；感冒期间停用；腹胀明显时加木香 3 g。

（2）山药芡实茶

【来源】2025 年《药膳食疗指南》

【组成】怀山药片 20 g，芡实 15 g。

【制法用法】所有材料提前浸泡 1 小时，煮 40 分钟取汁 300 mL，分两次饮用。

【功效】健脾固肠，改善慢性腹泻、食物不化，修复肠黏膜损伤。

【使用注意】便秘者服用会加重排便困难；腹胀者加陈皮 5 g；避免与寒性茶饮同服。

（3）姜枣小米茶

【来源】《圣济总录》

【组成】炒小米 30 g，生姜 5 g，红枣 3 枚。

【制法用法】所有材料干炒至微黄，加 500 mL 水煮 20 分钟，饭前小口慢饮。

【功效】温中和胃，缓解胃冷隐痛、晨起反清涎，提升消化效率。

【使用注意】胃热反酸者服用会加重灼热感；糖尿病患者去红枣；夜间慎服。

（4）五指毛桃茯苓饮

【来源】北京同仁堂

【组成】五指毛桃 15 g，茯苓 10 g。

【制法用法】所有材料加水 600 mL 煮 25 分钟，每日分两次温服，建议午前饮用。

【功效】健脾祛湿，改善晨起手胀、下肢水肿，缓解运动后肌肉酸痛。

【使用注意】阴虚者饮用后口干加重；长期服用需搭配滋阴食材。

（5）焦三仙茶

【来源】《丹溪心法》

【组成】焦山楂 12 g，焦麦芽 10 g，焦神曲 8 g。

【制法用法】所有材料沸水冲泡 15 分钟，饭后 1 小时饮用 300 mL，连用 3 天。

【功效】消食导滞，缓解暴饮暴食导致的胃胀嗳气，分解油腻积食。

【使用注意】胃溃疡者刺激黏膜；空腹饮用诱发胃痛；哺乳期慎用。

5. 脾肾阳虚型

（1）肉桂核桃饮

【来源】《太平圣惠方》

【组成】肉桂粉 2 g，核桃仁 15 g，红茶 5 g。

【制法用法】红茶冲泡后加入肉桂粉及核桃碎，每日上午饮用 200 mL。

【功效】温补肾阳，改善冬季手足冰冷，提升基础代谢率。

【使用注意】口舌生疮者加重火气；孕妇影响胎热；服用后避风寒。

（2）杜仲巴戟茶

【来源】《茶饮保健》

【组成】杜仲 10 g，巴戟天 8 g，枸杞 5 g。

【制法用法】所有材料加 500 mL 水煮 30 分钟，早晚各服 150 mL，连服 10 日。

【功效】强筋健骨，缓解腰肌劳损、久站酸痛，改善夜尿频多。

【使用注意】高血压患者升高血压；感冒发热加重症状；避免久煎。

（3）姜附暖身茶

【来源】《伤寒论》

【组成】干姜 5 g，制附子 3 g，甘草 6 g。

【制法用法】制附子先煎 1 小时，入余药再煮 20 分钟，每日服用 100 mL。

【功效】驱散深层寒湿，改善彻夜手足不温，缓解寒性关节痛。

【使用注意】孕妇服用可能导致堕胎；阴虚者引发燥热。

（4）艾叶红糖饮

【来源】《常见病中医临床手册》

【组成】艾叶 6 g，桂圆 10 g，红糖 8 g。

【制法用法】艾叶与桂圆煮 15 分钟，加红糖溶化，睡前 1 小时服用 150 mL。

【功效】温经暖宫，改善经期小腹冷痛、畏寒肢冷，调节血虚头晕。

【使用注意】糖尿病改用代糖；经期出血量多禁用；连服不超过 5 天。

（5）肉苁蓉锁阳茶

【来源】《中国药膳大辞典》

【组成】肉苁蓉 9 g，锁阳 6 g，陈皮 3 g。

【制法用法】所有材料加 600 mL 水煮 25 分钟，每日 1 剂，分 2 次空腹服用。

【功效】温肾助阳，改善畏寒尿频、晨起疲惫，增强运动耐力。

【使用注意】阴虚潮热者禁用；腹泻加重症状；避免与寒凉药同用。

中医茶饮的体重管理之道，本质是顺应人体自然节律的温和调衡。它不追求速效，而是以“药食同源”为纽带，将荷叶的清利、玫瑰的疏郁、茯苓的渗湿、肉桂的温煦融入日常茶汤，在润物无声中化解痰湿、瘀滞与虚寒，达到清火通便平胃热，行气活血破郁结，健脾祛湿消浮肿，温补脾肾驱沉寒的效果。每一杯茶饮背后，既是千年的草本智慧，也是个体化的健康对话，需知体质有差异，饮茶亦需“对症”。坚持中正平和的调理逻辑，规避使用禁忌、循序渐进，茶香袅袅间，减重不再是对抗身体的战役，而是一场与自我和解的养生修行。

四、中药成方：用天然草药调和脏腑，重塑代谢平衡

你是否尝试过各种减肥方法，却总是陷入“瘦了又胖”的循环？是否觉得身体像一台生锈的机器，越来越沉重，连呼吸都变得费力？其实，肥胖不仅仅是体重秤上的数字，更是身体内部失去平衡的信号。就像一条淤塞的河流需要疏通，我们的身体也需要清理多余的“垃圾”，恢复自然的代谢节奏。

中医看待肥胖，不是简单的外形问题，而是内在脏腑功能的失调。脾胃就像身体的“厨师”，负责消化食物、吸收营养；肝脏是“调度员”，

管理气血的流动；肾脏则是“发动机”，维持代谢的动力。如果这些器官疲惫或堵塞，身体就会堆积痰浊、湿气与瘀血，形成顽固的脂肪。而中药的作用，正是通过天然的草本力量，帮助脾胃恢复活力，疏通气血的通道，让身体重新找回轻盈的状态。

许多人误以为中药减重就是“喝苦药”或“拉肚子”，其实不然。中医讲究“对症调理”。有人因为“胃火旺”总是饥饿难耐，有人因为“湿气重”显得浮肿虚胖，还有人体质虚寒、手脚冰凉却容易发胖。针对不同体质，中医会搭配不同的草药组合，温和地改善根本问题。例如，茯苓能帮助排出多余水分，山楂可以促进消化，荷叶能清理体内积热……这些草药就像一个个“小帮手”，协同工作，让代谢回归正轨。

中医强调“辨证论治”，本节将肥胖分为以下五类证型，并配上相应的药方，涵盖组成、制法用法、功效、搭配原理及使用注意。此节内容供读者参考，具体用药需遵医嘱。

1. 胃热火郁型：白虎汤合小承气汤

【来源】《伤寒论》

【组成】生石膏 30 ~ 60 g，知母 10 g，炙甘草 6 g，粳米 15 g，大黄 10 g，枳实 10 g，厚朴 10 g。

【制法用法】生石膏单独加 800 mL 水（约 4 碗），先煎 30 分钟。

加入知母、炙甘草、粳米、枳实、厚朴，补加水至 600 mL（约 3 碗），继续煮 20 分钟。最后放入大黄，保持水量约 400 mL（约 2 碗），煮 5 分钟后关火滤汁，分 2 次服用。

【功效】清胃泻火，佐以消导；改善多食易饥、口干便秘的症状。

【搭配原理】生石膏清胃热，大黄通便；知母滋阴，枳实、厚朴消胀气；粳米、甘草护胃。

【使用注意】胃寒、腹泻者禁用；孕妇慎用大黄。

2. 痰湿内盛型：导痰汤合四苓散

【来源】《济生方》《明医指掌》

【组成】半夏 9 g，天南星 6 g，橘红 6 g，茯苓 15 g，枳实 10 g，炙甘草 6 g，生姜 3 片，白术 15 g，猪苓 10 g，泽泻 10 g。

【制法用法】所有药材（除生姜）加 1 000 mL 水（约 5 碗），浸泡 30 分钟。大火煮沸后转小火，保持水量约 600 mL（约 3 碗），煮 30 分钟。放入生姜片，再煮 5 分钟，滤汁分 2 次温服。

【功效】化痰利湿，理气消脂；改善水肿、头昏胸闷。

【搭配原理】半夏、天南星化痰；茯苓、白术健脾利水；生姜温中止呕，甘草调和药性。

【使用注意】干咳、喉咙痛者慎用；孕妇禁用枳实。

3. 气血瘀滞型：血府逐瘀汤

【来源】《医林改错》

【组成】桃仁 12 g，红花 10 g，当归 10 g，生地黄 15 g，川芎 10 g，赤芍 10 g，柴胡 6 g，枳壳 10 g，桔梗 6 g，牛膝 10 g，甘草 6 g。

【制法用法】药材加 1 200 mL 水（约 6 碗），浸泡 40 分钟。大火煮沸后转小火，保持水量约 800 mL（约 4 碗），煮 25 分钟，滤汁分早晚空腹服。

【功效】理气解郁，活血化瘀；改善面色暗沉、痛经。

【搭配原理】桃仁、红花活血；当归、川芎养血行气，柴胡、枳壳疏肝理气；牛膝引血下行，桔梗宣肺载药上行，甘草调和药性。

【使用注意】孕妇禁用；体虚者减量。

4. 脾虚不运型：参苓白术散合防己黄芪汤

【来源】《太平惠民和剂局方》《金匮要略》

【组成】人参 10 g（或党参 15 g），白术 15 g，茯苓 15 g，山药 15 g，莲子 10 g，白扁豆 10 g，薏苡仁 30 g，砂仁 6 g，桔梗 6 g，炙甘草 6 g，防己 10 g，黄芪 30 g，生姜 3 片，大枣 3 枚。

【制法用法】所有材料（除砂仁）加 1 500 mL 水（约 7 碗），先煎 30 分钟。加入砂仁，补加水至 1 000 mL（约 5 碗），再煮 5 分钟，分 3 次饭后服。

【功效】健脾益气，渗利水湿；改善疲劳、四肢浮肿。

【搭配原理】人参、黄芪补气；防己、薏苡仁利水；砂仁醒脾开胃，大枣、甘草调和药性。

【使用注意】上火、感冒时暂停使用。

5. 脾肾阳虚型：真武汤合苓桂术甘汤

【来源】《伤寒论》

【组成】炮附子 6 g，白术 15 g，茯苓 15 g，生姜 10 g，白芍 10 g，桂枝 10 g，炙甘草 6 g。

【制法用法】炮附子加 1 000 mL 水（约 5 碗），单独煎 1 小时（尝无麻舌感）。加入除桂枝外的其他药材，补加水至 800 mL（约 4 碗），煮 30 分钟。最后 5 分钟放入桂枝，保持水量约 500 mL（约 2.5 碗），分 2 次热服。

【功效】补益脾肾，温阳化气；改善怕冷、水肿。

【搭配原理】附子温阳，桂枝散气；白术、茯苓健脾利水，生姜散寒；白芍防燥，甘草调和药性。

【使用注意】附子必须久煎。阴虚火旺者禁用。

减肥不是与体重数字的对抗，而是一场与身体和解的旅程。中药减重的智慧，在于它像一位经验丰富的“身体调理师”，不急不躁地帮你修补虚弱的脾胃、疏通淤堵的气血、驱散顽固的湿气。这些天然的草药组合，没有西药的“霸道”，能通过温和的调理，让身体逐渐找回代谢节奏。

你可能听说过“喝中药就是吃苦药”，但中医的奥妙远不止于此。每一味药材的搭配，都像精心设计的“团队合作”——有的负责清除体内垃圾（如大黄、荷叶），有的负责补充能量（如黄芪、人参），还有的像“润滑剂”一样调和药性（如甘草、大枣）。这种“多管齐下”的方式，不仅能减掉多余的脂肪，更能改善乏力、失眠、疲劳、月经不调等问题，让你从内到外焕发活力。

需要提醒的是，中药减重没有“速效药”，通常需要1～3个月才能看到明显变化。就像种下一颗种子，只有耐心浇灌，才能收获健康的果实。如果你正在尝试中药减重，请务必咨询专业中医医师，根据体质定制个性化配方，避免盲目跟风用药。

五、药膳、茶饮与中药的协同之道

药膳、茶饮与中药，恰似健康减重的三重乐章。药膳是日常饮食中的温柔调理，一碗山药粥、一碟木耳炒芹，将健脾祛湿的智慧融入三餐滋味；茶饮是随手可得的轻盈伴侣，荷叶的清香、山楂的酸甜，在杯盏之间化解油腻、提振代谢；而中药则是精准调理的“深层修复”，针对胃热、痰湿、阳虚等不同体质，以经典方剂拨正失衡的脏腑功能。

这三者从不是非此即彼的选择，一碗茯苓薏米粥可辅助中药利水消肿，一杯陈皮玫瑰茶能缓解服药时的脾胃滞闷。更重要的是，它们共同传递着中医“治未病”的减重理念：减重不是痛苦的对抗，而是通过饮食的节制、草药的调和、习惯的养成，让身体逐渐回归自然状态。若你厌倦了极端的节食与药物的副作用，不妨以药膳为起点，以茶饮为日常，在需要时引入中药的深层调理，让减重成为一场滋养身心的旅程。

健康的本意，从来不是瘦弱的躯体，而是充盈的元气与畅达的气血。愿这一章的内容，为你打开一扇门，门外不是捷径与偏方，而是一条融合自然智慧与科学认知的从容之路。

打卡手账

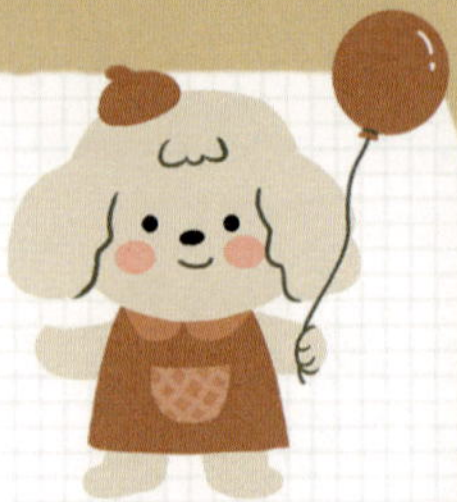

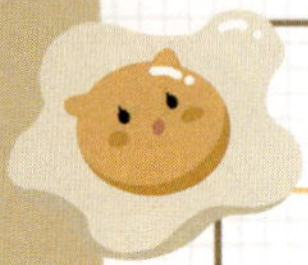

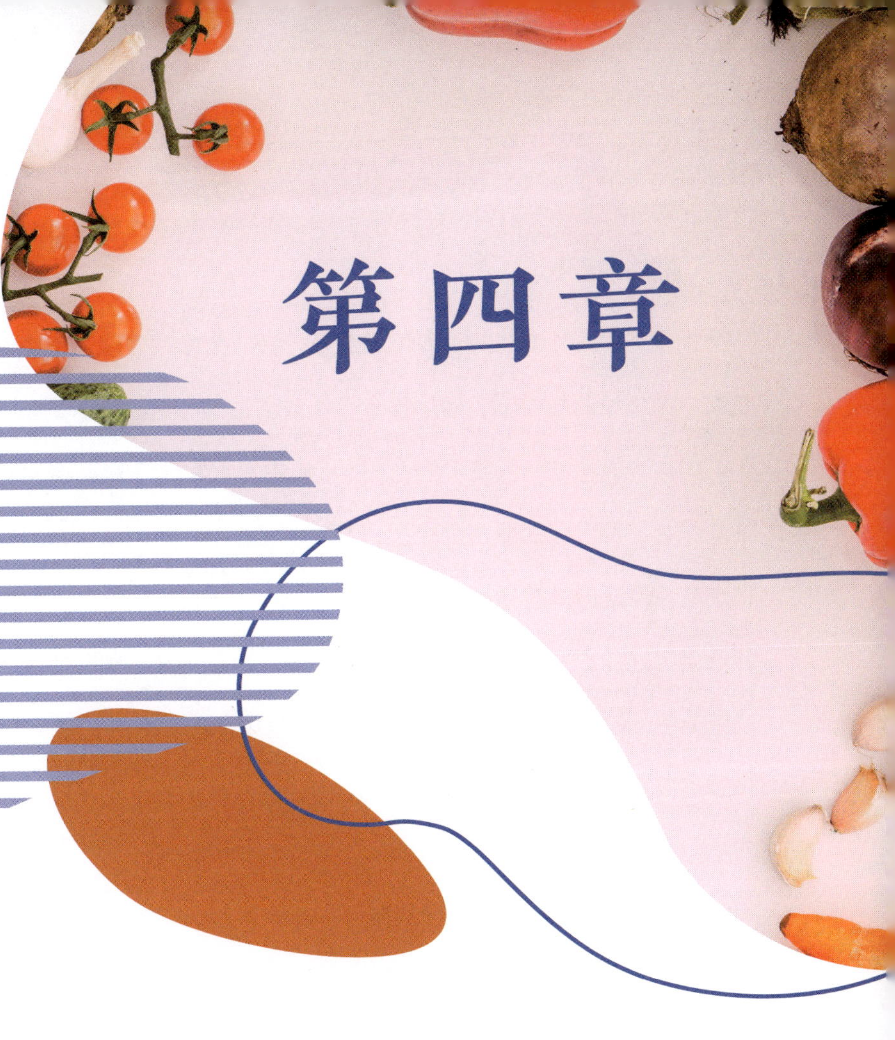

第四章

减重之中医外治

一、推拿减重

推拿是中医外治法的重要组成部分，古称“按摩”“按跷”“乔摩”等，是在中医理论的指导下，运用推拿手法或借助于一定的推拿工具作用于人体体表的特定部位或穴位，来防止疾病发生发展的一种治疗方法。推拿作为一种古老的非药物疗法，有着数千年的历史。从隋唐时期，推拿就被广泛传播至日本、朝鲜、印度、阿拉伯及欧洲等国家和地区，并产生深远的影响。随着“一带一路”倡议的提出，在现存的各类手法医学中（如瑞典按摩、泰式按摩、日本指压疗法、正骨术等疗法），仍然可以看到推拿的身影，并能在中国广泛流传的各个手法流派中找到类似之处。

推拿具有疏通经络，行气活血，理筋整复，滑利关节，平衡阴阳，调整脏腑，增强体质，防病保健等作用。推拿操作简便，适用范围广，疗效显著，经济安全，容易推广，不扰乱人体生理功能，是一种较为理想的自然疗法，深受人们喜爱。从古至今，推拿不仅是老百姓的“家庭医生”，现代研究还发现，它通过调节代谢、改善循环，能帮助控制体重。比如针对腹部按摩可以促进肠道蠕动，针对特定穴位按压能抑制过度的食欲，成为健康减肥的好帮手。这项流传五千年的“东方按摩术”，至今仍在守护着我们的健康。

1. 推拿减重的原理

推拿可以通过推、揉、按等手法刺激皮肤、肌肉及深层组织，加速血液循环和淋巴回流，帮助身体代谢废物和多余水分，改善水肿型肥胖；还可以改善局部微循环，促进脂肪细胞的分解与代谢，尤其对腰腹、四肢等局部脂肪的堆积具有一定疗效。

推拿具有调节内分泌与消化系统的功效，可以刺激脾胃经、任脉等相关穴位（如足三里、中脘、关元、三阴交等），增强脾胃运化功能，改善消化不良、便秘等问题，减少热量堆积。通过推拿部分穴位（如公孙、内关）可调节中枢神经对食欲的控制，减轻饥饿感，抑制食欲，缓解暴饮暴食。

现代人肥胖常与压力导致的激素紊乱（如皮质醇升高）有关，推拿通过放松肌肉、舒缓神经，间接调节内分泌，减少脂肪合成。

2. 推拿减重的中医辨证分型和适应证

根据中医理论，肥胖与脏腑功能失调密切相关，以下证型适合推拿干预：

（1）脾虚湿盛型

①症状：体型肥胖（尤其腰腹松软）、乏力倦怠、食欲不振、大便黏腻、舌体胖大边有齿痕。

②推拿重点：健脾化湿，刺激脾俞、足三里、阴陵泉等穴位，配合摩腹、捏脊。

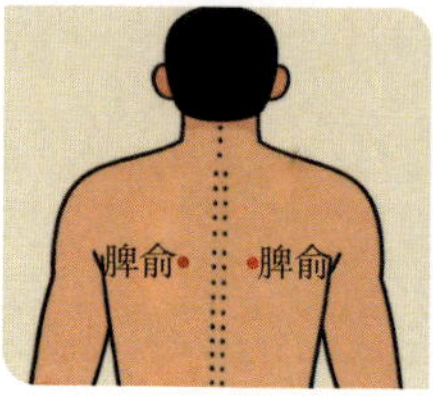

脾俞

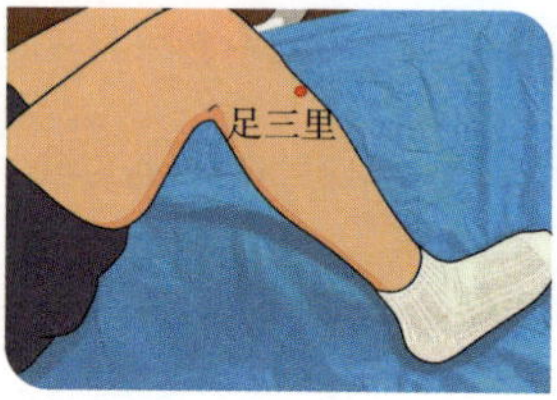

足三里

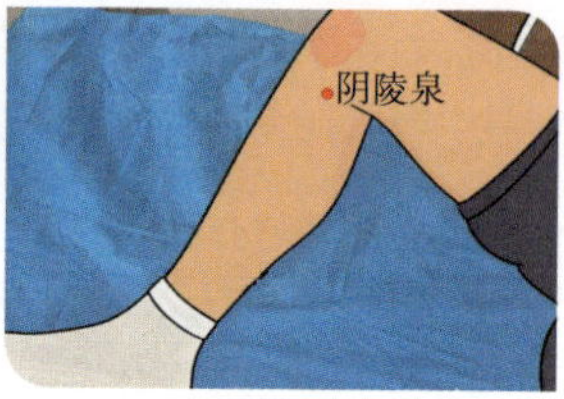

阴陵泉

（2）胃肠积热型

①症状：食欲旺盛、易饥饿、便秘、口臭、舌红苔黄。

②推拿重点：清胃泻热，按揉天枢、曲池、内庭，配合腹部推拿促进肠道蠕动。

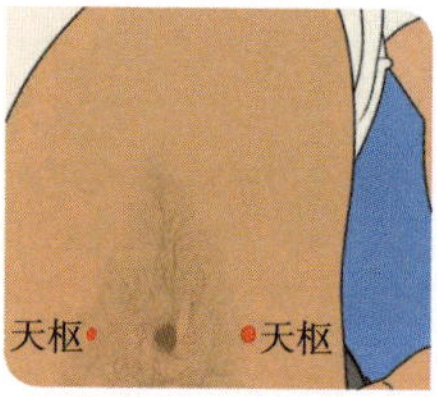

天枢

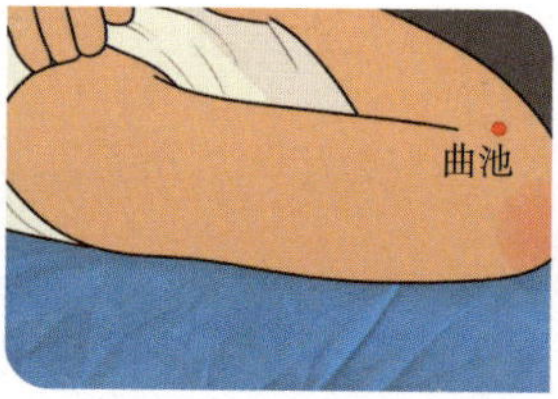

曲池

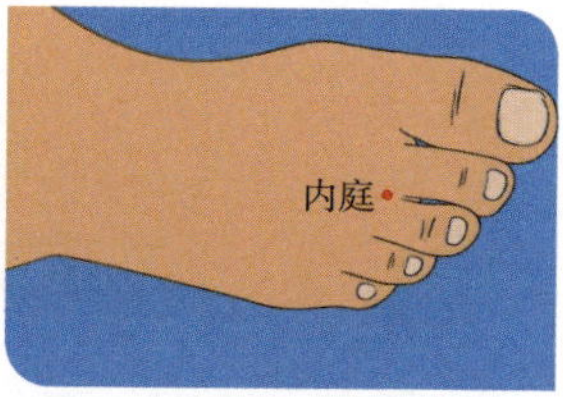

内庭

（3）肝郁气滞型

①症状：压力性肥胖（如“过劳肥”）、情绪抑郁、胁肋胀痛、月经不调。

②推拿重点：疏肝理气，点按太冲、肝俞、膻中，配合胁肋部推拿。

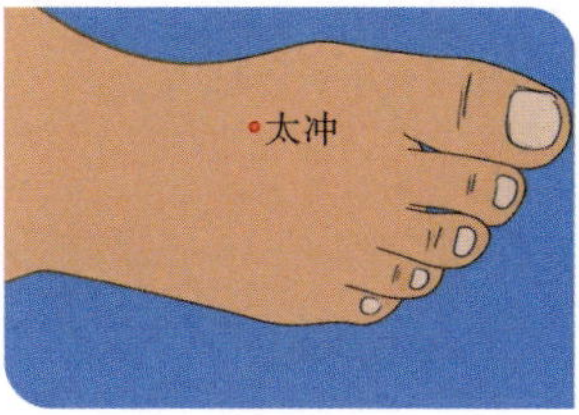

太冲

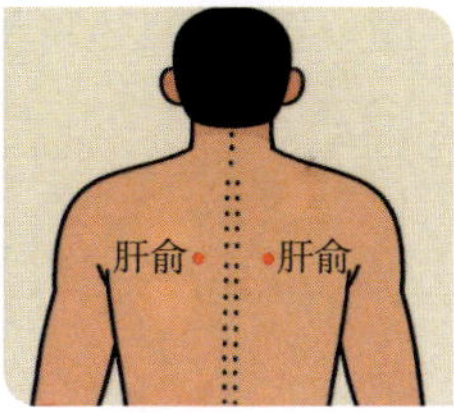

肝俞

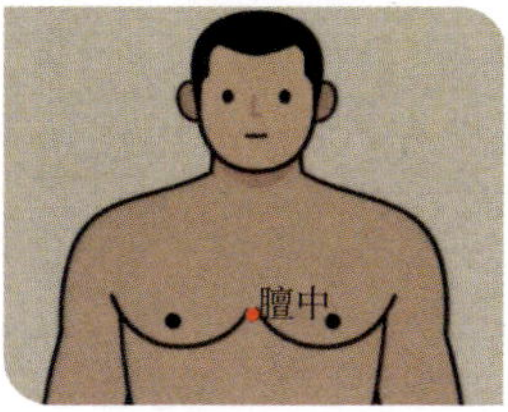

膻中

（4）痰瘀互结型

①症状：局部脂肪硬结（如“啤酒肚”）、皮肤黯沉、舌质紫黯或有瘀斑。

②推拿重点：活血化痰，使用滚法、拨法松解深层筋膜，刺激血海、丰隆穴。

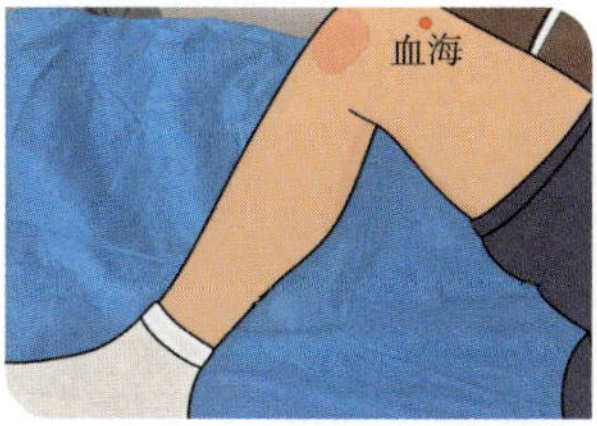

血海

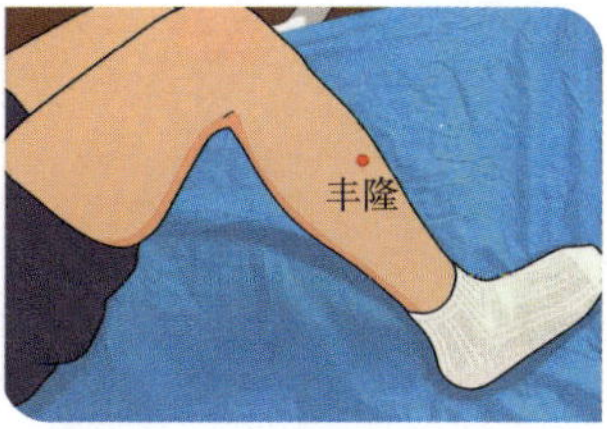

丰隆

3. 现代医学分类适应证

（1）单纯性肥胖

排除内分泌疾病或药物因素，因热量摄入过剩或代谢率低导致的肥胖（占肥胖人群 90% 以上）。

适用人群：推拿通过调节代谢和抑制食欲，对 BMI 24~30% 的轻中度肥胖效果显著。

（2）产后肥胖

因孕期激素变化、盆腹肌肉松弛导致的腰腹脂肪堆积。

推拿重点：恢复盆腹肌张力（如振腹手法），调理气血，避免剧烈运动。

（3）代谢综合征相关肥胖

合并症：伴有高血脂、高血糖或脂肪肝的肥胖者。

协同作用：推拿可改善胰岛素抵抗（如点按胰俞穴），配合饮食控制效果更佳。

（4）局部脂肪堆积

①常见部位：腹部（内脏脂肪）、大腿、上臂（“蝴蝶袖”）。

②手法选择：局部揉捏，振颤法配合穴位刺激（如带脉穴、伏兔穴）。

③适用人群特征

a. 亚健康状态肥胖：长期久坐、缺乏运动、肌肉松弛的“虚胖”人群。

b. 儿童青少年肥胖：小儿推拿（如捏脊、清胃经）可安全调节脾胃功能，避免药物副作用。

c. 中老年肥胖：推拿温和，适合心肺功能较差、不宜剧烈运动者（需避开骨质疏松部位）。

d. 配合其他疗法：需结合饮食控制（低热量、高纤维）、规律运动（如有氧 + 力量训练），才能达到理想效果。

（5）操作方法

①整体放松——恢复你的元气活力

手法：轻揉法、拿捏法。

部位：全身肌肉（重点肩颈、腰背）。

作用：缓解紧张，促进气血循环。

②腹部推拿——甩掉腹部“游泳圈”

中医将腹部赘肉（俗称“游泳圈”）视为身体失衡的重要信号，在中医眼中，腹部堆积的不仅是脂肪，更像是“痰湿垃圾包”。其原因包括：脾虚运化差，脾胃如同身体的“物流中心”，若功能减弱（如暴饮暴食 / 久坐不动），水谷精微就会变成黏稠的痰湿，优先沉积在腹部；肝郁气滞，压力大、情绪差会导致肝气“打结”，气机不畅时代谢废物更易堆积成“救生圈”；肾阳不足，腰腹是肾的“辖区”，肾阳虚弱时就像体内火炉熄火，无法蒸化水湿，小腹容易冰凉松弛。可以尝试通过以下方法，助力你与“游泳圈”说拜拜。

a. 摩腹

手法：全掌贴腹，顺时针环形摩动（沿升结肠、横结肠、降结肠方向）。

力度：由轻渐重，以腹部微热为度。

时间：5~10 分钟。

作用：促进肠道蠕动，减少内脏脂肪。

b. 点穴

穴位：中脘、天枢、关元、带脉（侧腹部第 11 肋游离端直下）。

操作：每穴拇指点按 30 秒，配合震颤法增强刺激。

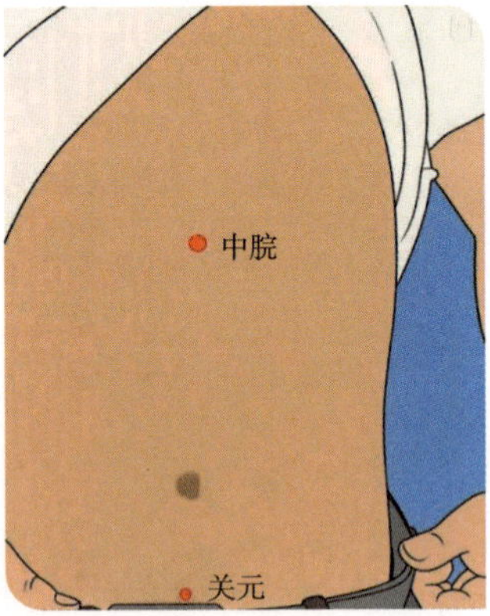

中脘、关元

c. 捏揉法

手法：双手捏提腹部脂肪层，交替揉捏（类似揉面团）。

范围：从剑突至耻骨联合，两侧至腋中线。

注意：避开肚脐，餐后 1 小时内禁用。

d. 四肢推拿

上肢推拿——甩掉“蝴蝶袖”：中医将上臂松弛下垂的“蝴蝶袖”视为身体的“气血告急信号灯”，认为这与心肺功能减弱有关。气血无法充分滋养手臂肌肉，就像河道缺水导致土地贫瘠，局部代谢变差；三焦不畅，痰湿会像淤泥堵塞河道，形成软绵绵的赘肉；脾虚痰湿，肌肉得不到营养会松弛萎缩，脂肪却趁机堆积，形成“挂面式”下垂。三大因素密切相关，故可以通过以下方式助力甩掉“蝴蝶袖”。

重点穴位：曲池、内关。

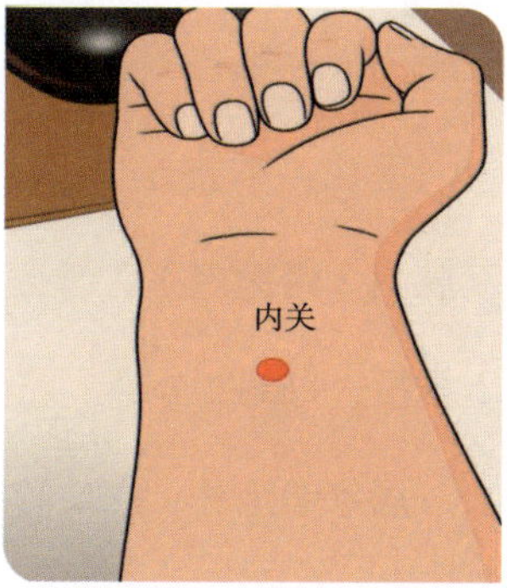

内关

手法：拿捏上臂“蝴蝶袖”部位（肱三头肌），配合滚法松解。点按穴位后沿心包经向指尖方向推擦（促进水分代谢）。经络推拿法（早晚各 5 分钟）心经疏导：从腋窝沿手臂内侧（心经）向小指方向推揉，重点按压少海穴（肘横纹内侧端）。三焦经拍打：用空心掌从肩膀沿手臂外侧（三焦经）拍打到手背，重点敲打臑会穴（上臂外侧中线）。脾经激活：拇指点按大包穴（腋下第 6 肋间隙），配合揉捏上臂肌肉群。

下肢推拿——赶走“大象腿”：中医将粗壮松软的“大象腿”视为水湿代谢失衡与肝胆疏泄失常的复合表现，不同于单纯脂肪堆积，更像身体发出的代谢报警信号。“大象腿”的三大中医病根包括：水湿泛滥型（腿部浮肿发亮）、痰瘀互结型（腿部紧实粗硬）、气虚下垂型（肌肉松软无力）、可以进行以下操作赶走“大象腿”。

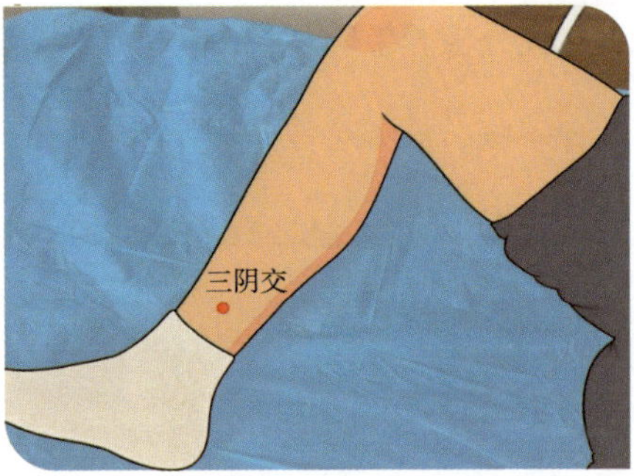

三阴交

重点穴位：足三里、丰隆、三阴交（内踝上 3 寸）。

手法：掌推法从大腿根至膝盖（沿胆经），重复 10 次。拇指按压丰隆穴（化痰要穴）并向上推拨，每侧 2 分钟。

居家锻炼法：靠墙静蹲：后背贴墙缓慢下蹲至大腿平行地面（改善气血循环）。空中蹬车：仰卧双腿模拟蹬自行车动作（紧致腿部线条）。

背部推拿——迎接你的“美背”

背部脂肪的中医“三层解码”：

第一层：膀胱经警报。背部中央贯穿膀胱经是人体最长排毒通道，当长期久坐、吹空调，这条“下水道”淤堵时，代谢废物会像淤泥沉积在背部，形成“加厚铠甲”。典型信号有背部皮肤油腻、反复长痘、肩颈僵硬等。

第二层：阳气保温层。中医认为“背为阳”，脂肪堆积实为身体自救行为，若肾阳虚衰（如常年手脚冰凉）或脾阳不足（如消化不良），身体会自动在背部“贴保温层”防止热量流失。典型表现为秋冬背部发紧、特别怕冷、腰膝酸软。

第三层：情绪储藏室。背部两侧分布肝俞、胆俞等穴位，长期压力大、情绪抑郁会导致肝胆气滞，气结化火炼液成痰，在肩背形成“情绪脂肪包”。典型特征为背部肥厚集中在两侧、易怒、失眠多梦等。通过以下方式，可以帮助你迎接你的美背：

膀胱经推擦：路径：沿脊柱两侧（旁开 1.5 寸和 3 寸）从上至下推擦。手法：掌根推法配合介质，重复 10 ~ 15 次。

点按背俞穴：重点穴位：脾俞（第 11 胸椎下旁开 1.5 寸）、胃俞（第 12 胸椎下旁开 1.5 寸）、肾俞（第 2 腰椎下旁开 1.5 寸）。操作：拇指点按每穴 1 分钟，配合拨法松解深层筋膜。

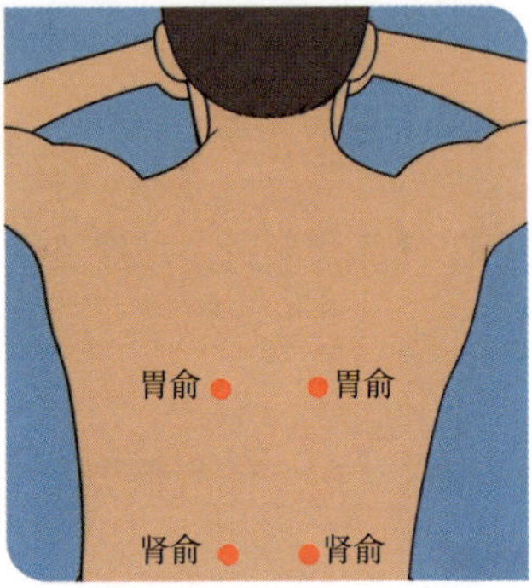

胃俞、肾俞

捏脊：手法：从尾骨至大椎穴，三捏一提法（增强代谢）。次数：5 ~ 7 遍，皮肤微红为度。

收尾手法：振腹法：手掌贴腹快速震颤（频率 120 ~ 160 次 / 分钟），持续 2 分钟。轻拍法：空心掌轻拍四肢，沿经络走向疏导气血。

自我推拿简化版：摩腹：晨起空腹顺时针摩腹 5 分钟。点穴：按压足三里、丰隆穴，每穴 1 分钟。拍打带脉：双手握空拳，轻拍腰部两侧（带脉区域）100 次。

4、注意事项

（1）力度控制：以患者耐受为度，避免暴力操作（尤其骨质疏松者）。

（2）饮食配合：推拿后饮用温开水 200 mL，忌食生冷油腻。

（3）禁忌提醒

①月经期暂停腹部手法，孕期禁用。

②推拿后出现皮下瘀斑需减轻力度。

③有继发性肥胖（如甲状腺功能减退、库欣综合征）、严重心脑血管疾病、恶性肿瘤、皮肤感染或破损等禁用。

④严重骨质疏松者禁用。

⑤皮肤破损、出血倾向、肿瘤部位等区域禁止使用任何工具。

（4）慎用情况：妊娠期（避免腰腹部手法）、急性损伤期（如肌肉拉伤）、空腹或餐后 1 小时内等。

（5）避免误区

①推拿不能替代饮食控制和运动，需综合调理；过度用力可能导致皮下出血或内脏不适。

②骨折、关节脱位等病症需先就医，禁止盲目推拿。

二、刮痧减重

传承千年的中医刮痧术，以经络学说为基础，指的是运用特制工具在体表特定部位进行规律刮拭。这种温和的刺激如同给身体按下“刷新键”，不仅能改善局部血液循环，还能调节脏腑功能。在体重管理方面，刮痧发挥着双重作用：一方面，像给脂肪细胞“松土”，通过促进毛细血管网的工作效率，帮助分解顽固脂肪；另一方面，相当于调节身体的“代谢开关”，让能量消耗系统更高效运转。刮痧就像给生锈的齿轮上油，通过改善这些细微但关键的身体机能，为健康减重塑形提供助力。

1. 刮痧颜色解密

（1）健康人群：出痧浅红，消退迅速。

（2）痧色深红：体内热盛。

（3）痧色青紫：寒湿内盛。

（4）痧色紫暗：慢性劳损、体内气血瘀滞。

（5）特殊提示：出痧程度与体质相关，出痧不明显，不作为疗效判断标准。

2. 刮痧方法

（1）总体原则

给身体刮痧如同给大树修剪枝叶。前胸如同山脉主峰，从锁骨中心向心窝方向刮拭。后背似树干，沿脊柱两侧向腰部刮拭。

（2）刮痧强度和频次

根据受术者病情、年龄、体质等决定。年轻体壮者代谢快，痧印消退较快，可每周 1 ~ 2 次；年纪偏大者讲究慢慢调养，可 2 ~ 3 周 1 次。

（3）刮痧的注意事项

①刮痧的部位 1 周内不做艾灸。

②不可空腹刮痧。

③一般情况刮痧后 6 小时内不宜洗澡；如出痧青黑或黑紫，24 小时内不宜洗澡。

④控制刮痧的频率和时间，一般每周 1 ~ 2 次，每个部位刮痧 10 ~ 15 分钟。

⑤刮痧后，擦干刮痧油，喝水保暖，避免受风受凉。

3. 局部减脂的刮痧方法

（1）“水牛背”——腰背部刮痧

症状表现：多伴随腰背僵硬、腋下隐形“救生圈”、肩膀两侧斜方肌僵硬面积增大。

刮膀胱经：摆个舒服姿势，坐卧皆可，给背上涂抹刮痧精油 / 润肤乳，刮板与体表呈 45°，沿脊柱两侧膀胱经，从肩胛骨中段轻柔滑动至腰骶部，以皮肤微微泛红为度（刮拭路线较长，可分段刮拭）。

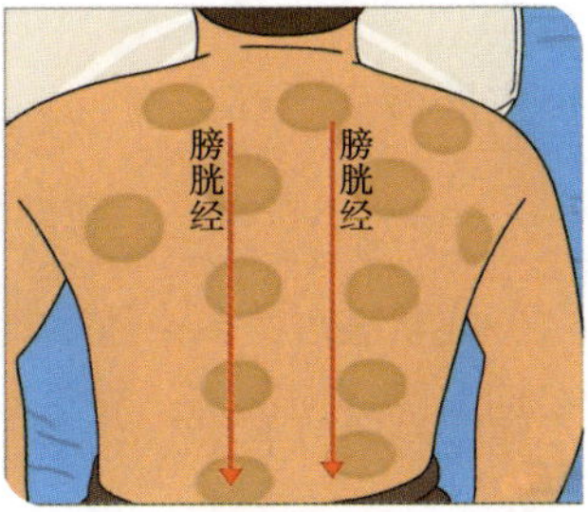

膀胱经

（2）大肚腩——腹部刮痧

症状表现：腰间挂着“游泳圈”、腹部“啤酒肚”、腰围超标（男性≥ 90 cm；女性≥ 85 cm）。

①刮任脉：躺平放松，在腹部涂上刮痧精油 / 润肤乳，刮板与体表呈 45°，沿身体前正中线，由心口窝刮至小腹部（避开肚脐），以皮肤微微泛红为度。

②刮脾经：躺平放松，在腹部涂上刮痧精油 / 润肤乳，刮板与体表呈 45°，沿肚脐两侧旁开约 4 寸，自上而下轻轻刮拭，激活脾经这条“人体粮仓”，以皮肤微微泛红为度。

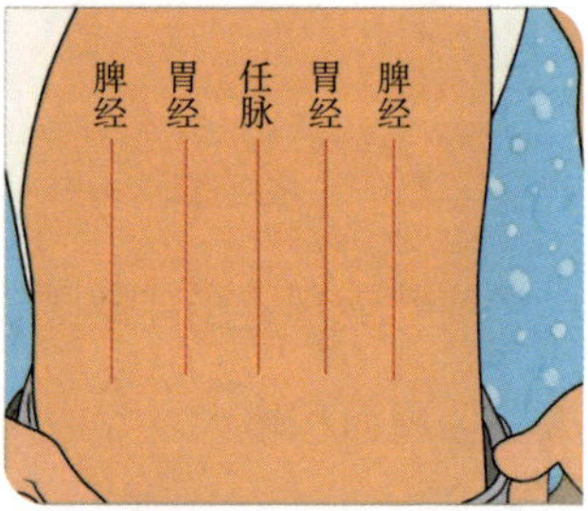

任脉、胃经、脾经

③刮胃经：躺平放松，在腹部涂上刮痧精油，刮板与体表呈 45°，沿肚脐两侧旁开约 2 寸，自上而下刮拭，以皮肤微微泛红为度。

（3）小腿粗——腿部刮痧

症状表现：多伴随小腿酸痛、发沉，小腿变身“萝卜腿”（后侧肌肉膨隆），踝关节上方脂肪堆积。

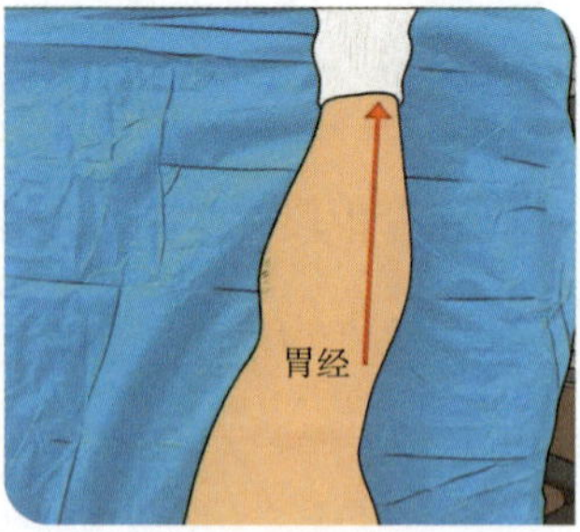

胃经

①刮胃经：坐位，双腿自然弯曲，在小腿外侧双膝关节以下涂抹刮痧精油 /

润肤乳，刮板与体表呈 45°，从膝盖下方开始，向脚踝方向自上而下轻柔刮拭，如同疏通河道，让水液运输恢复畅通，以皮肤微微泛红为度。

②刮胆经：坐位，双腿自然弯曲，在小腿外侧双膝关节以下涂抹刮痧精油 / 润肤乳，刮板与体表呈 45°，从膝盖附近开始，向脚踝外侧自上而下像揉面团般刮拭，以皮肤微微泛红为度。

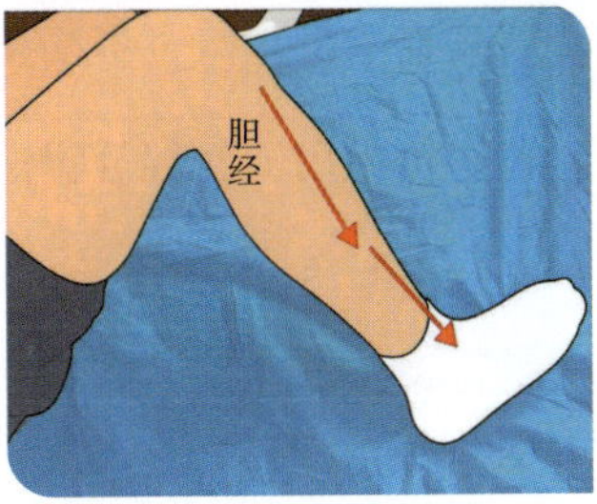

胆经

（4）“蝴蝶袖”——手臂刮痧

症状表现：手臂自然下垂时，上臂后侧明显松软、下垂出现“拜拜肉”，伴随手臂力量弱。

刮手少阳经：坐位，手自然搭在桌面，沿上臂后侧三焦经涂抹刮痧精油 / 润肤乳，刮板与体表呈 45°，从指尖向肘窝方向自下而上刮拭疏导，以皮肤微微泛红为度。

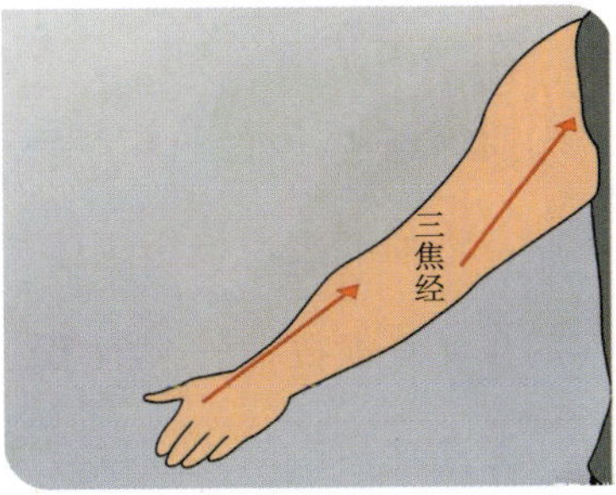

三焦经

三、拔罐减重

拔罐是借助适宜的罐具，在皮肤、经络、腧穴等病变部位表面形成负压，能够打开毛孔，刺激经络，促进局部气血循环，加强脾胃功能，促进气血顺畅运行，提高整体和局部代谢率，减少脂肪堆积。居家自行拔罐可采用塑料抽气罐法；在医用场所中，可采用火罐法、药罐法和刺络拔罐法。

拔罐对于亚健康状态、肩颈背部酸痛的人群较为适宜，但对不能配合拔罐的人群，以及高热、全身高度浮肿、皮肤破损或溃烂处、静脉曲张处、骨折处、孕妇（腰背部）等情况不适用。

1. 操作方法

（1）家庭使用设备

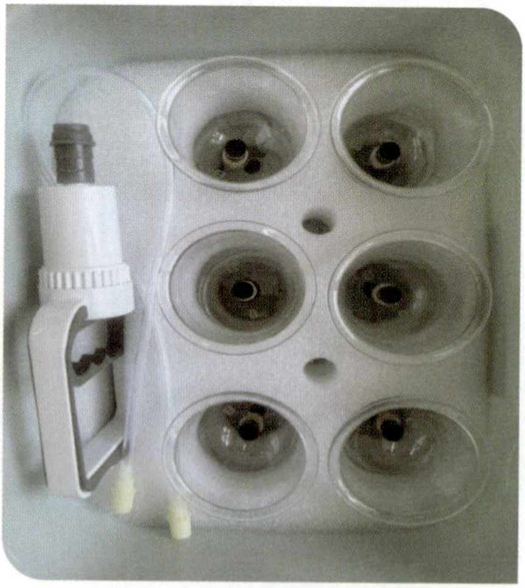

抽气罐

抽气罐法：将罐口紧贴皮肤，将抽气泵连接至罐体气阀，反复提拉抽气泵的手柄，保证罐体吸附在皮肤，以皮肤轻微隆起，罐内皮肤高出罐口 5 ~ 15 mm 为度。留罐 10~15 分钟。起罐时，按压抽气罐顶部的气阀，使空气进入罐体，待罐体松动后取下。两次拔罐时间间隔 3 ~ 5 天，待皮肤罐印消退后再拔罐。

（2）医院常用设备

①火罐法：点火棒蘸取酒精，打火机点燃点火棒后，快速伸入罐内绕 1 ~ 2 圈，迅速抽出点火棒，同时将罐口扣在皮肤上，以皮肤轻微隆起，罐内皮肤高出罐口 5 ~ 15 mm 为度，留罐 10 ~ 15 分钟。起罐时一手握住罐体，一手向下按住罐口边缘皮肤，使空气进入罐内，待罐体自然松动后，倾斜取下罐体。两次拔罐时间间隔 3~5 天，待皮肤罐印消退后再拔罐。

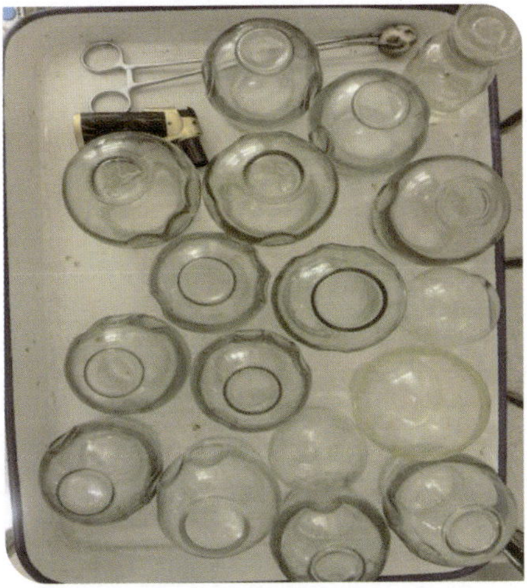

火罐

②药罐法：用水将药材蒸煮 15 分钟，将竹筒罐全部浸入药液煮 15 分钟，用镊子

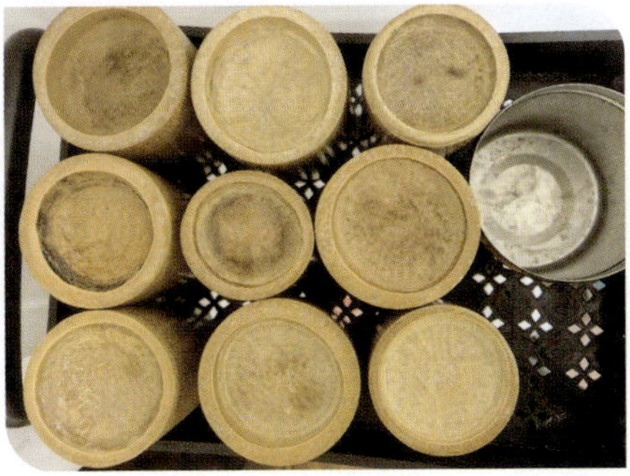

竹筒药罐

将药罐夹起，将药罐中药液甩净，趁热将药罐扣于相应部位，留罐10~15 分钟。起罐时，按压罐口边缘皮肤，使空气进入罐内，缓慢取下药罐。

③刺络拔罐法：采用梅花针、三棱针或一次性注射针头，在待拔部位将局部皮肤快速点刺出血后，立即拔上火罐，留罐 10 ~ 15 分钟。起罐时，按压罐口边缘皮肤，使空气进入罐内，缓慢取罐。

2. 拔罐部位

（1）腹部拔罐

①适用人群：腹部肥胖，消化差的人群（吃得少，饭后腹胀）。

②取穴：中脘、天枢、水分、大横。

（2）背部拔罐

①适用人群：虚胖、易水肿人群。

②取穴：沿足太阳膀胱经，从肺俞到肾俞拔罐。

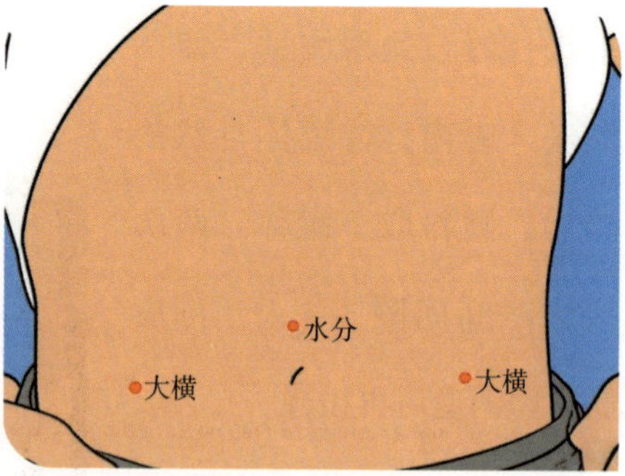

水分、大横

3. 注意事项

（1）家庭使用应以抽气罐为主，操作较简单、安全。

（2）留罐时间一般为 10 ~ 15 分钟，体弱者、老年、儿童可适当减少留罐时间。

（3）拔罐处的皮肤毛孔张开，容易受凉感冒，切勿吹风，注意保暖，拔罐后4小时之内勿洗澡。

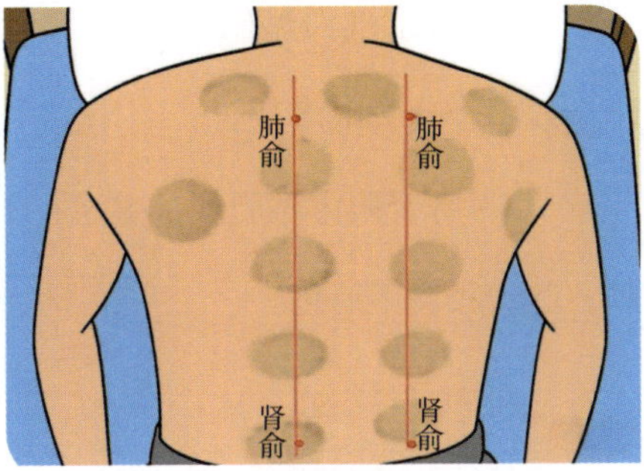

背部膀胱经

（4）如因吸力过大、留罐时间过长或皮肤敏感，导致拔罐处皮肤出现小水疱，属于正常现象。为避免弄破水疱，应覆盖无菌纱布，避免摩擦，小水疱可自行吸收。

四、艾灸减重

艾灸是用艾条产生的热量，刺激固定穴位，让温度穿透表皮，通过激发经气的活动，改善脾胃功能，达到温经、散寒、通阳的治疗效果。艾灸通过祛除体内湿气，刺激经络和穴位，提升基础代谢，从而达到减肥的目的。

1. 适宜人群

（1）脾虚湿阻型肥胖：精神萎靡，面部浮肿，头胀痛，肢体困重，食欲差，肚子胀。

（2）胃肠实热型肥胖：头胀眩晕，吃得多饿得快，口臭口干，便秘。

（3）肝郁气滞型肥胖：胸口、两肋胀痛，胃胀，女性可见月经不调或闭经，失眠多梦。

（4）脾肾阳虚型肥胖：虚浮肿胀，容易疲劳乏力，怕冷，腰酸腿软，肚子胀，不消化。

2. 不适宜人群

实热体质（口干舌燥、便秘、易上火），皮肤破损或溃疡，对艾灸过敏，孕妇，高热，过饥或过饱。

3. 操作方法

（1）选穴

①腰背部赘肉：身柱、至阳、大横。

②腹部赘肉：中脘、天枢、关元。

③小腿赘肉：足三里、委中。

④手臂赘肉：肩贞、曲池。

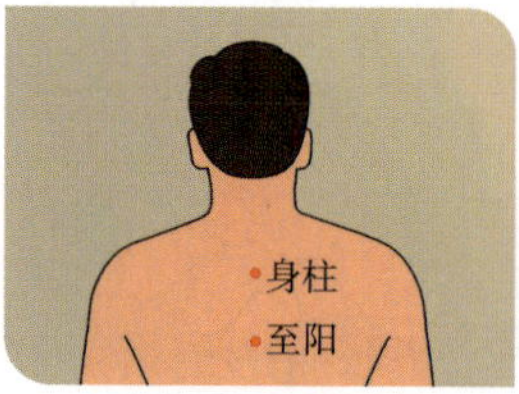

身柱、至阳

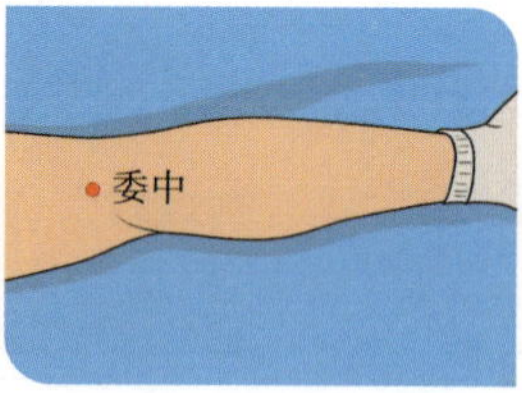

委中

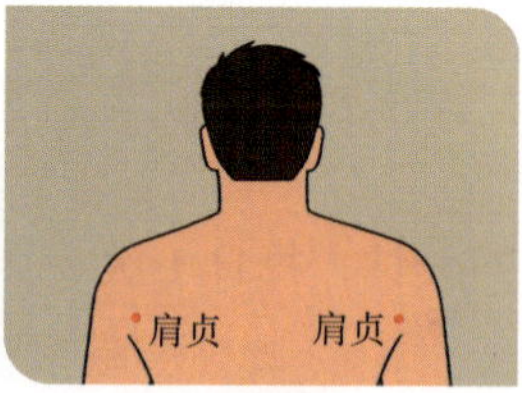

肩贞

（2）艾灸介质

①随身金属灸盒

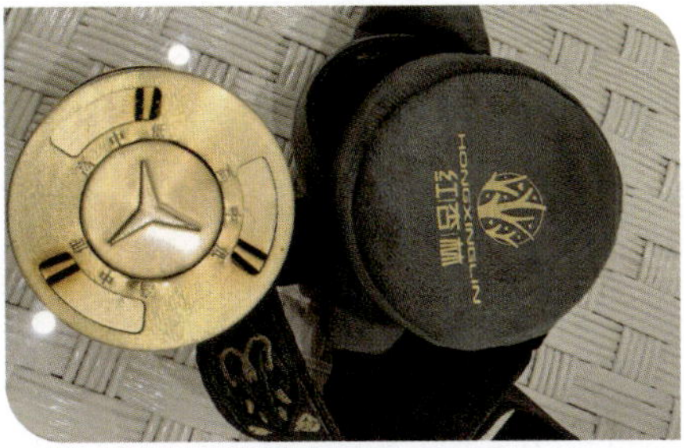
随身金属灸盒

将金属灸盒打开，将艾条插入并点燃一端，盖好艾灸盒并拧紧，拨动控温片调整通风口大小，放入布套中，固定在需要艾灸的穴位。取穴中脘穴、关元穴，用艾灸盒灸，每次 15 ~ 30 分钟，每日 1 次。

②木质灸盒

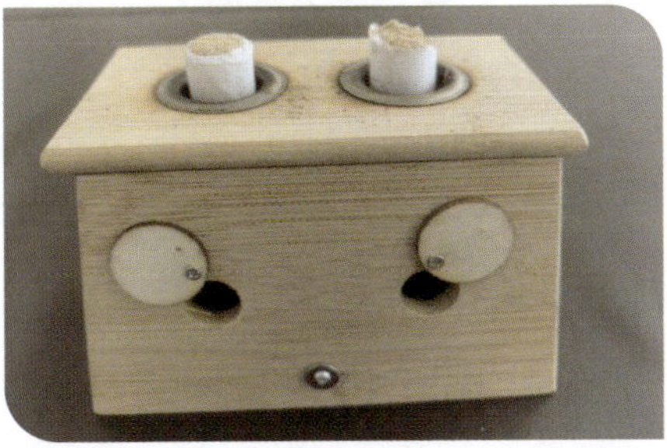
木质灸盒

打开灸盒，插入充分点燃的艾条，放置在距被灸部位 2 ~ 4 cm 处，调节绑带长短，固定灸盒，不宜距皮肤过近，避免引起灼痛和烫伤。取穴中脘穴、关元穴，用艾灸盒灸，每次 15 ~ 30 分钟，每日 1 次。

③隔姜灸（神阙穴）

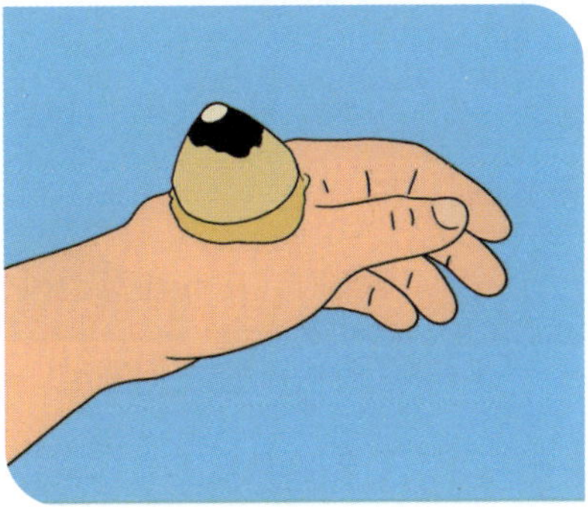
隔姜灸

准备好厚度 0.2 ~ 0.5 cm、直径约 2 cm 的生姜片，生姜片中间用针穿刺数孔，敷于神阙穴（肚脐）。将高度 1.5 ~ 2.0 cm，直径 1 ~ 1.5cm 的艾柱放置在姜片上后点燃艾柱，等到艾柱燃尽，有轻微灼热感时，更换艾柱，重复 3 ~ 5 壮艾柱。

④隔盐灸（神阙穴）

将炒热的青盐或粗盐放入神阙穴（肚脐），填满肚脐窝，盐厚度约 0.5 cm，略高出皮肤。将艾柱放置于盐层上，点燃艾柱，等到艾柱燃尽，有轻微灼热感时，更换艾柱，重复 3 ~ 5 壮艾柱。

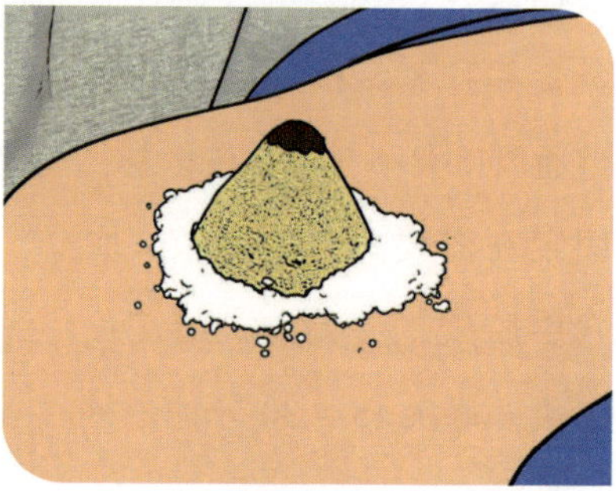
隔盐灸

⑤电子艾灸仪

打开电子艾灸仪开关，通过按钮调节温度，定时 20 ~ 30 分钟。结束艾灸后取下艾灸头，清理残留艾灸灰。

4. 注意事项

（1）艾灸之后立刻熄灭灸火，将艾灰放入密闭容器中，防止艾条复燃。

（2）艾灸时，房间注意通风，防止烟雾聚集。

（3）艾灸后不宜立刻洗澡。

（4）艾灸时温度不宜过高，以皮肤温热感为宜，每次艾灸时间也不宜过长，时间应小于 40 分钟。

五、耳穴压豆减重

耳穴压豆是中医里实用的养生妙招，用来减肥也十分合适。中医认为，身体里的心、肝、脾、肺、肾，还有各种器官，在耳朵上都能找到对应的“小开关”。用一种叫王不留行籽的小颗粒，贴在耳朵穴位上轻轻按压，就能起到调理身体的效果。这方法简单好上手，不用去医院，在家自己就能操作。没事儿多按按耳朵上特定的穴位，就能帮你悄悄变瘦。小小的王不留行籽为什么有这么大的作用？从中医的角度来看，长胖和身体的代谢、内分泌关系很大。例如，耳朵上有个“内分泌穴”，经常按它，就像给身体的代谢系统按下“加速键”，能更快消耗脂肪，不让肉肉在身上堆着。耳朵上还有个叫“饥点”的穴位，它就像一个“食欲控制按钮”，按一按，“馋虫”立马被赶走，能帮你管住嘴。另外，胃、大肠对应的穴位，能从消化源头发力，让吃进去的东西更好地被吸收，减少脂肪堆积，帮你轻松实现瘦身目标。

可从网上购买耳穴压豆贴，自行贴敷。耳穴贴由一小块医用胶布和一粒王不留行籽组成。

1. 适应证与禁忌证

只要选对耳朵上不同的穴位，就能调理许多疾病。不过要是对中药或者胶布过敏，就不能选择这种方法了。除了过敏的人，大多数人都能用耳穴压豆减重。

2. 操作方法

第一步，先把耳朵擦干净。用酒精棉球轻轻擦拭耳朵，把脏东西和油渍擦掉，这样胶布就能粘得更牢。

第二步，用镊子夹一颗王不留行籽，放在剪成小块的胶布中间。

第三步，把胶布准确贴到选好的耳朵穴位上，然后用手指轻轻按一按，让王不留行籽紧紧挨着穴位，按的时候能感觉到有点刺激。贴好之后，可每天闲暇之余反复按压。按的时候注意力度，按到耳朵觉得又酸又胀，还有点微微疼，这力度就合适。每次按 1 ~ 2 分钟，一天按 3 ~ 5 次。

3. 注意事项

操作时，先把耳朵擦干净。按穴位之前，用酒精把耳朵仔细擦一擦、消消毒。往耳朵上贴王不留行籽的时候，别太紧也别太松。太紧了，耳朵容易发炎或者供血不足，严重了还可能坏死；太松了，耳穴贴容易脱落。另外，耳穴压豆减肥的效果因人而异。如果是因为生病导致的肥胖，光靠该方法无法解决问题，还要去治原本的病。平时也要注意，吃得要合理，再搭配着适量的运动，

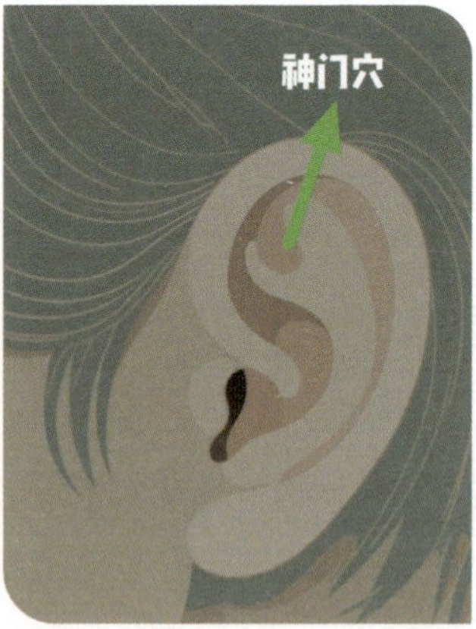

神门穴

这样减肥效果才更好。

4. 减重常用耳穴

（1）神门穴

定位：位于三角窝内。在三角窝后1/3的上部，对耳轮上、下脚分叉处稍上方。

作用：按这个穴位，能减轻紧张、焦虑的感觉，还能解决因为压力大而吃太多的问题。

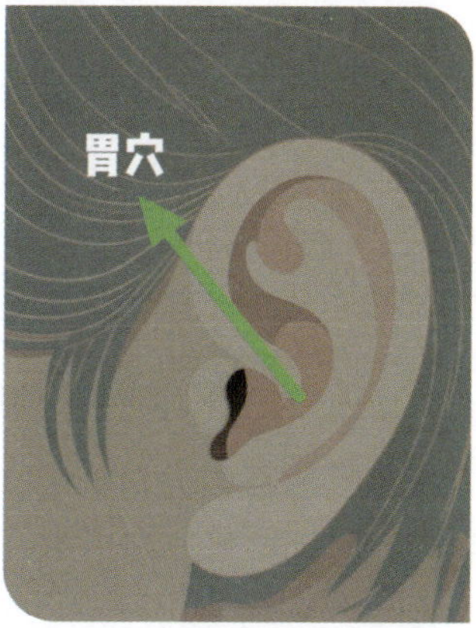

胃穴

（2）胃穴

定位：位于耳轮脚消失处，贲门穴之外方，即耳甲4区。

作用：刺激胃穴能让胃的消化功能更好，这样吃的东西能更好吸收，不会堆积在体内。

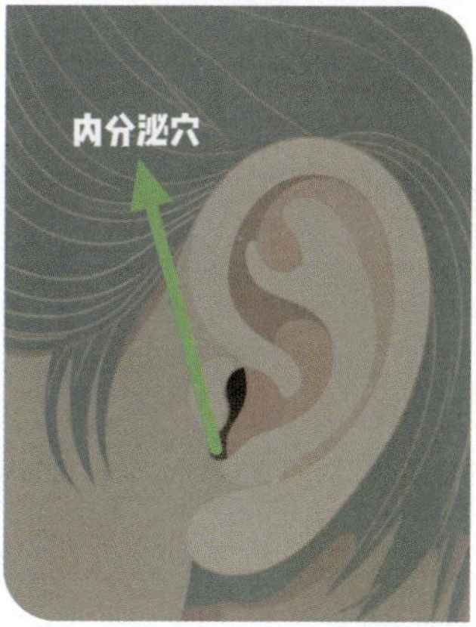

内分泌穴

（3）内分泌穴

定位：位于屏间切迹内，耳甲腔的前下部，约距屏间切迹边缘0.2 cm处，即耳甲18区。

作用：刺激该穴位就是让身体里负责激素的“部门”正常运转，让身体的各项器官工作顺畅。这样一来，就不会总觉得肚子饿，也能更好地消耗能量，避免长肉。

（4）大肠穴

定位：分布于耳甲艇，在耳轮脚上缘内侧 1/3，与口穴相对处。

作用：促进大肠功能，让大便更通畅，消化更顺畅。

（5）肾穴

定位：位于耳甲艇，对耳轮上、下脚分叉处下方，对耳轮下脚下方后部，平视时在止血 2 穴至小肠穴连线的中间处，即耳甲 10 区。

作用：让体内的“水饮”排空，治疗各种由于“水饮”过多导致的肥胖。

（6）肝穴

定位：位于耳甲艇的后下部，胃反射区与十二指肠反射区的后方，

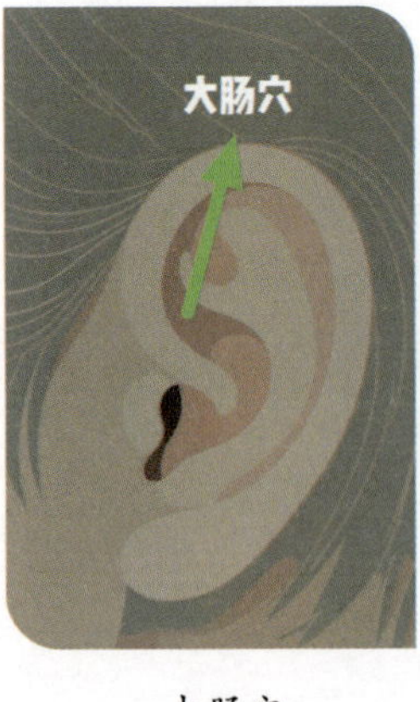

大肠穴

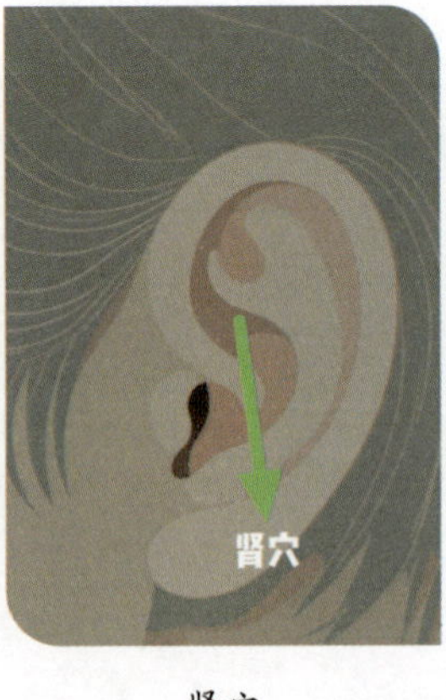

肾穴

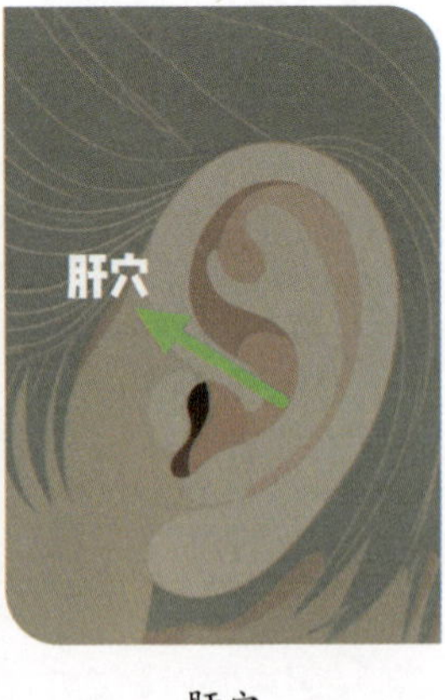

肝穴

胰腺点穴至外腹穴连线的中间处，即耳甲 12 区。

作用：常刺激该穴位可以让身体内的脂肪堆积减少，让身体充满活力。

（7）饥点

位置：耳穴中胃的反射区，在耳轮脚末端。

作用：该穴位很“智能”，常刺激该穴位有促进或抑制食欲功能。

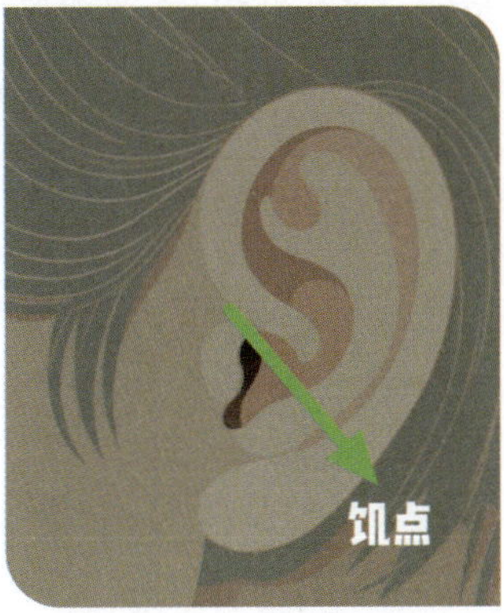

饥点

六、中药药浴

洗澡和药浴在中国已经有很长历史。平时洗澡好处特别多，能让人放松解乏，促进血液流动，加快身体的新陈代谢，还能把身上的脏东西洗干净，洗完后整个人神清气爽。在洗澡水里加上中药材，变成药浴，更有独特的作用。温水会让皮肤更容易吸收东西，中药的有效成分就能顺着皮肤进入身体。所以药浴不光有普通洗澡的效果，还能舒展筋骨，让身体里的水分分布更均匀，血液流动更顺畅，能用来治病、护肤、美容，甚至还能辅助减重。

药浴一般分为全身泡和局部泡两种。全身药浴就是整个人泡在加了中药的热水里，借助热水的温度和中药的药效，打开皮肤毛孔，帮助身体出汗退烧，驱散风寒湿气，让气血运行更通畅，还能消肿止痛、促进伤口愈合。局部药浴就是将身体局部泡在加了中药的热水里，热水和中药的双重作用，直接作用到局部皮肤，能消炎解毒、消肿祛湿、止痒杀菌，还能促进血液循环、软化皮肤角质、帮助伤口恢复，对治疗局部问题特别有效。

药浴起作用的原理，简单来说就是让中药成分通过皮肤、毛孔和穴位进入身体，顺着血管流到全身各处，发挥药效；同时，对有问题的局部位置也能直接治疗和保养，而且对局部的效果往往更好。

1. 使用设备

首先应该选择合适的药浴浴盆，一般有木制浴盆和瓷制浴盆。单人浴盆的直径一般在 1.2 ~ 1.5 m 之间，并且包含合适的过滤装置，可过滤中药滤渣。

2. 适应证与禁忌证

中药药浴减肥非常实用，很多原因引起的肥胖都能用它来改善。要是单纯因为吃得多、动得少长胖，泡中药药浴能让身体里的血液流动得更顺畅，加快新陈代谢，帮你把多余的脂肪消耗掉。产后长胖的妈妈们也别愁，中药药浴里的药材能调节产后混乱的激素水平，让血液更好地循环，慢慢地把体重降下来。还有些人只是肚子、大腿这些地方胖，中医称之为“水肿”，是身体里的水排不出去所导致的。这种情况，在药浴水里加些能利水祛湿的药材，就能把多余的水排出去，让这些胖的地方瘦下来。中药药浴用起来安全又方便，大多数人都能尝试。不过要记住，如果身上有伤口，比如破皮、流血的地方，就不能泡了，否则容易感染。女性来月经或者怀孕的时候，也要小心使用，最好先问问医生。另外，有些人可能会对中药里的某些成分过敏，泡之前最好先在小块皮肤上试试，没问题了再放心泡。

3. 操作方法

先将药物粉碎后用纱布包好。将中药在水中浸泡 20 分钟后再蒸煮 30 分钟，取中药药液，倒入浴盆中，待水温合适后便可洗浴。

4. 注意事项

泡药浴时，要注意水温。如果正在发高烧，或者有心脏病，就应放弃药浴。泡完后要及时擦干身体、穿好衣服，避免让自己着凉。饭前饭后半小时内，都不适合药浴。饥饿时泡，容易没力气甚至晕倒；刚吃饱就泡，会影响肠胃消化。泡澡的时候，多留意自己的皮肤有没有发红、发痒等过敏反应，如有上述情况，就要停止药浴。

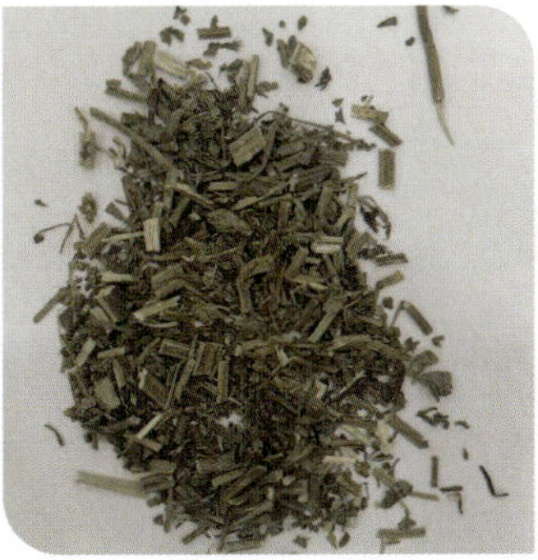

荷叶

5. 药浴减重常用药物

（1）荷叶

荷叶里有一种叫荷叶碱的物质，荷叶碱就像给肠子穿上了一层“隔离衣”，能挡住脂肪被身体吸收。同时，它还能把身体里已经有的脂肪分解掉，然后排出体外，特别适合因为体内痰湿太重导致肥胖的人。

用荷叶药浴减重，应抓 40 ~ 50 g 干荷叶，切碎后用纱布包起来，放进浴缸里泡 20 ~ 30 分钟。泡澡水的温度控制在 40 ~ 45 ℃比较合适，这个温度既舒服又能让荷叶发挥作用。

（2）艾叶

艾叶属于温性药材，用来泡澡好处很多。它能让身体里的血液流动得更快，加快新陈代谢，特别适合因为湿气重导致发胖的人。而且，艾叶还有温暖子宫的作用，生育后长胖的妈妈们用它药浴也很合适。

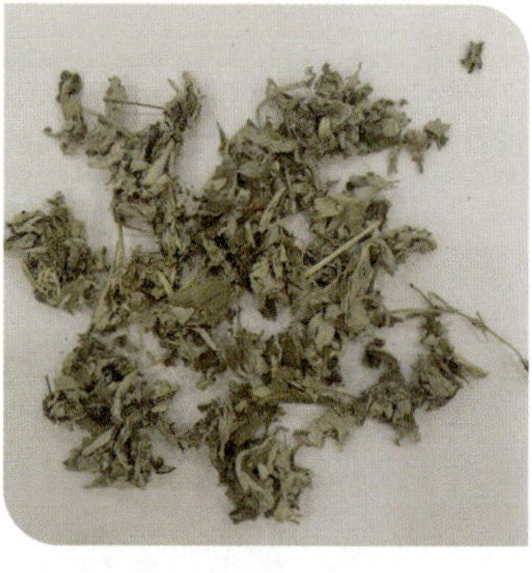
艾叶

想用艾叶药浴，应抓 30 ~ 40 g 艾叶，放进锅里煮 20 ~ 30 分钟。等艾叶煮出味道了，把煮好的艾叶水倒进浴缸或浴桶里，再兑上合适温度的温水，就可以舒舒服服地药浴啦！

（3）山楂

山楂是个消食的好东西，能调理脾胃、增进食欲。它含有的脂肪酶就像“脂肪小克星”，可以把身体里的脂肪分解掉，避免脂肪越积越多。特别适合那些平时爱吃撑、管不住嘴，还脾胃虚弱的胖友们。

想用山楂药浴减重很简单，抓50 ~ 100 g山楂，用纱布包起来放进浴缸。接着往浴缸里放热水，水温调到40 ~ 50℃，泡着既舒服，又能让山楂慢慢发挥作用，帮你调理身体、悄悄变瘦！

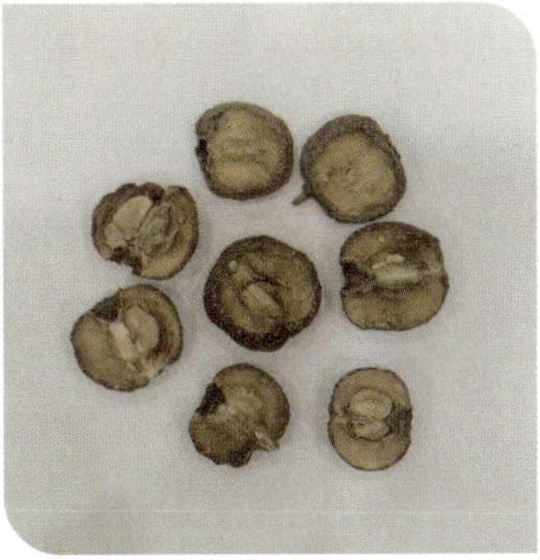

山楂

（4）决明子

决明子减重的作用也很强，它能让排便变得顺畅。它就像给肠道“开闸放水”，把身体里的粪便顺利排出去，这样一来，毒素没机会被身体吸收，脂肪也不容易堆积在肚子、大腿这些地方，减肥的效果就慢慢出来了。

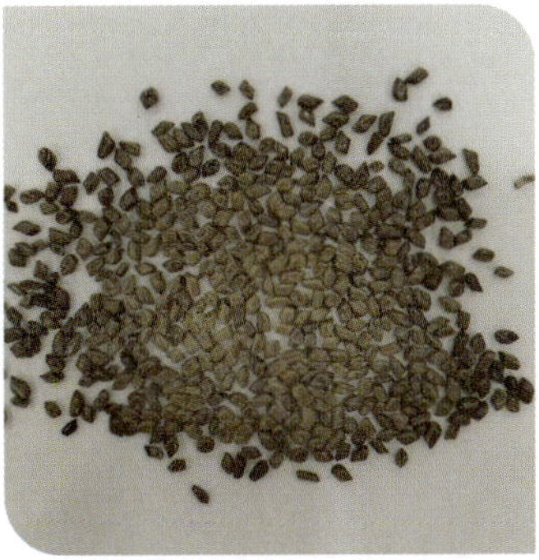

决明子

想用决明子药浴减重，需要抓上30 ~ 50 g决明子，用擀面杖之类的工具压碎，装进小布袋里。浴缸放好42 ~ 45℃的热水，把装着决明子的布袋扔进去，泡上15 ~ 20分钟。一边放松一边让它帮你清理肠道、甩掉赘肉，舒服又有用！

（5）泽泻

泽泻是一味能排水祛湿、化解油腻脂肪的中药材，特别适合因为体内水湿重、痰湿多，或者体质湿热导致肥胖的人。

想用泽泻药浴减重，可以这样做：抓 30 ~ 50 g 泽泻，放进锅里，加些水煮 10 ~ 15 分钟。煮好后，把药水倒进浴缸里，再兑上适量温水，让水温保持在 38 ~ 40 ℃，差不多是感觉温暖又不烫的程度。调好水温后，泡上 15 ~ 20 分钟，让泽泻帮你把身体里多余的水湿和脂肪“赶出去”。

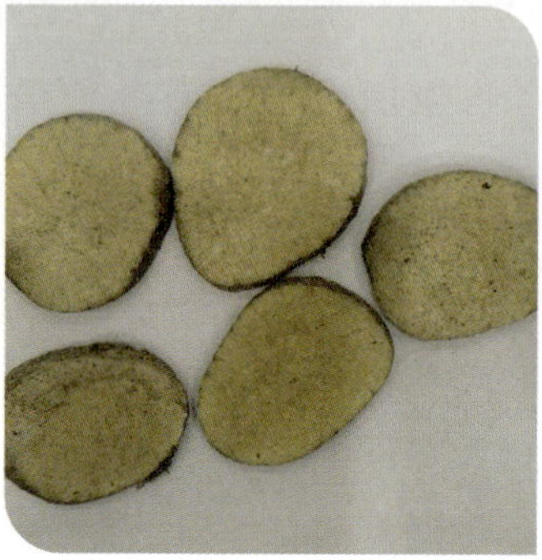

泽泻

上述中药可自行搭配选择。建议先经专业中医医师进行辨证论治，然后选择适合自己的中药药浴配方。

七、中药熏蒸

中药熏蒸是中医的一种外治疗法，中国的药浴和西方的蒸汽浴结合起来，既有物理加热的效果，又有中药的药效，是个双管齐下的好办法。它能透过皮肤调理身体内部的毛病，还能放松筋骨，让人出汗排毒，但又不会伤到身体的正气。熏蒸的时候，蒸气不断冒出来，这股热气直接作用在皮肤上，让中药成分与皮肤充分接触。同时，药材在蒸气里释放出的有效成分，能打开皮肤毛孔，帮身体把寒气、湿气排出去，还能疏通经络、缓解疼痛、杀菌消炎，这就是药疗效应。经常做熏蒸，既能预防生病，又能治疗疾病。而且，中药熏蒸还有个优点，不用像喝中药那样忍受苦味，也不用担心吃药带来的副作用。对于想减肥的人来说，熏蒸能让人大量出汗，把身体里的废物排出去，还能加快新陈代谢和血液循环，帮助甩掉多余的脂肪。

中药熏蒸的常用设备为中药熏蒸治疗仪，它通过高温加热中药材来产生热蒸气，利用蒸气的温热来促进中药的吸收。中药熏蒸一般需要到中医医院由专业中医医师来帮助操作。

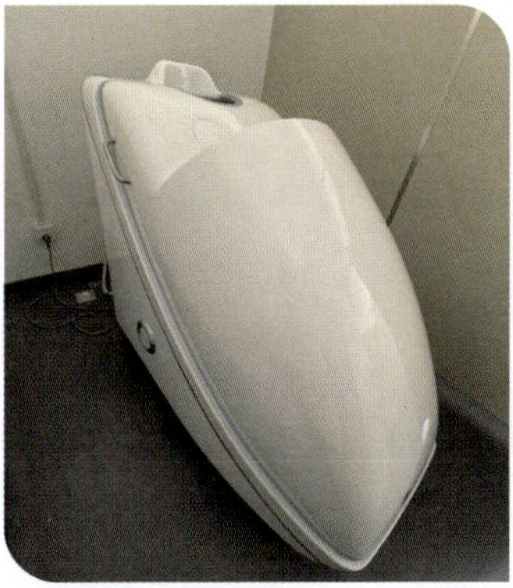

中药熏蒸舱

孕妇、月经期的女性，还有心脏、血管不太好的人，想用中药熏蒸前先问问医生，千万别自己随便做。做熏蒸前，还要看看身上有没有伤口或破皮、流血的地方，若有，则不能熏蒸。熏蒸之前不能吃得太饱，也别饿着肚子，不然容易不舒服。熏完之后，要赶紧擦干身体，穿好衣服，别受凉感冒，记得多喝点温水，吃点有营养的东西补补。熏完皮肤可能会变干，抹点温和的润肤霜就能让皮肤水润些。要是熏完皮肤发痒，千万别用手进行搔抓，可以用温水轻轻洗一洗，擦干后如果还觉得瘙痒，最好去医院问问医生，开点止痒的药擦拭。

中药熏蒸很灵活，用不同的中药材配方，能解决各种原因导致的肥胖。因为体内痰湿太多长胖，或者是单纯因为脂肪代谢不好、脂肪堆积长胖，还有因为湿热太重引起的肥胖，都能用中药熏蒸来帮忙调理。不过要特别提醒，有高血压，或者心脏、脑血管不太好的人，做中药熏蒸得格外小心，最好先问问医生自己适不适合，别轻易尝试，以免发生危险。

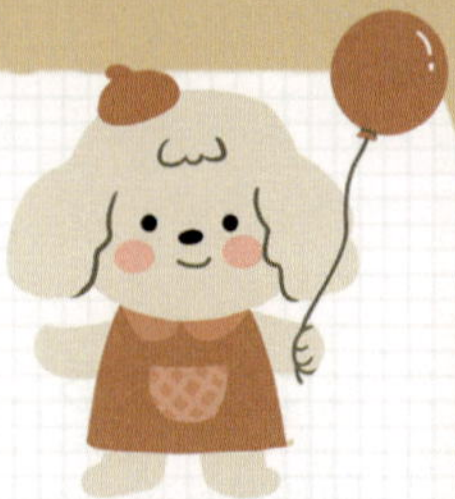

打卡手账

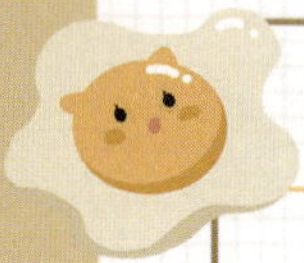

第五章

中医运动与减重

一、中医运动减重的核心原理

1. 调节脏腑功能

中医认为肥胖与脾胃虚弱、肝郁气滞、肾气不足等脏腑功能失调密切相关。运动通过以下机制发挥作用：

（1）健脾和胃：太极拳、八段锦等温和运动能增强脾胃运化能力，减少水湿痰饮堆积。例如，八段锦中的“调理脾胃需单举”动作能通过牵拉经络直接刺激脾胃。

（2）疏肝理气：快走、导引等运动可缓解肝气郁结，改善因情绪压力导致的代谢紊乱。

（3）温补肾阳：晨间户外运动（如五禽戏）可激发肾阳，促进基础代谢率提升，避免“虚胖”。

2. 改善气血运行

气血是能量代谢的核心载体，运动通过促进循环和增强气化作用实现减重：

（1）动气血循环：八段锦、五禽戏等有氧运动增加心肺摄氧量，加速血液输布营养与代谢废物。

（2）化解痰湿瘀滞：中医功法（如八段锦）通过“双手托天理三焦”等动作，疏通三焦气机，帮助分解脂肪。

（3）局部减脂原理：针对腰腹部肥胖的经络拍打（如带脉穴、

天枢穴），可定向促进气血聚集，分解局部脂肪。

3. 调理经络

经络是气血运行的通道，运动通过穴位刺激和循经导引实现系统性调节：

（1）激活关键穴位：太极拳的“搂膝拗步”动作刺激足三里（胃经）、三阴交（脾经），增强消化与代谢功能。

（2）循经运动设计：五禽戏模仿动物动作，如“虎扑”拉伸胆经、“鹿抵”疏通膀胱经，针对性改善经络淤堵。

（3）微循环改善：导引术中的“摇橹式”动作通过肩颈活动，促进手三阴经气血运行，缓解上肢脂肪堆积。

4. 调整阴阳平衡

肥胖本质是阳气不足导致的“阴盛阳衰”，运动通过以下方式恢复平衡：

（1）升发阳气：晨间快走、八段锦等属“阳主动”运动，可提升日间代谢活力。

（2）调和阴阳：太极拳的动静结合特点（外动内静）能平衡交感与副交感神经，减少压力性进食。

（3）季节适应性：春季配合肝经舒展运动（如拉伸肋胁），夏季侧重健脾祛湿运动（如赤足踩草地），顺应自然节律。

二、传统功法详解与减重应用

1. 太极拳——阴阳相济的代谢调节

（1）动作精髓和特点

太极拳是一种内外兼修、刚柔相济的中国传统拳术。其动作精髓在于“以意导气，以气运身”，强调呼吸与动作的协调配合。太极拳动作缓慢、连贯、圆活，注重身体的放松和内心的宁静。

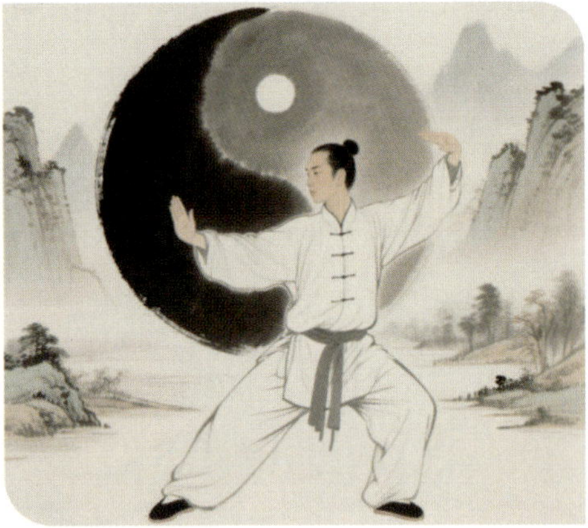

太极拳

特点：

（1）内外合一：太极拳不仅锻炼外在的肢体，更注重内在精气神的培养。

（2）刚柔相济：动作既有刚劲有力的一面，又有柔和缓慢的一面。

（3）呼吸配合：强调呼吸与动作的协调，通过深呼吸来增强身体的氧气供应。

（2）人体体质分型与运动选择，见表 1

表 1　人体体质分型与运动选择

体质类型	主练套路 / 动作（功效）	辅练动作（协同调理）	禁忌动作
痰湿质	武式“云手”（腰胯转，化湿）	杨式“单鞭”（健脾）	陈式”震脚“（生浊）
气郁质	吴式“白鹤亮翅”（开胸）	杨式“手挥琵琶”（疏肝）	“低架弓步”（压抑气机）
阳虚质	杨式“起势桩”（温阳）	吴式“推手”（培元）	“高踢腿”（耗阳）
阴虚质	孙式“活步搂膝”（滋阴）	吴式“海底针”（降火）	“快速发劲”（生虚火）

（3）运动强度与时间安排

①晨练基础版

动作：杨式“起势”“云手”。

时长：10 ~ 15 分钟。

强度：手脚微热即可。

②工间碎片版

动作：站姿“高架搂膝拗步”（膝盖不过脚尖）。

频次：每小时做 3 组（左右各 5 次）。

效果：打断久坐，比拉伸操更放松。

③餐后控糖版

动作：武式“云手”转腰、陈式“掩手肱捶”轻发力。

时间：饭后 40 分钟开始，练 8 ~ 10 分钟。

原理：腰腹转动帮助消化，类似“肠胃按摩”。

④睡前安神版

动作：坐姿“起势收势”、深呼吸。

时长：5 分钟（速度比白天慢一倍）。

技巧：想象把压力从指尖“呼出去”。

（4）运动防护要点

①弓步护膝：前膝垂线不过脚尖，后腿蹬直不锁死（如“搂膝拗步”）。

②转身护腰：转胯带身，脊柱如轴（如“转身摆莲”保持尾闾中正）。

③发劲护气：陈式弹抖后必接“金刚捣碓”引气归丹。

④收势必做：双手下按气沉涌泉，静立 3 分钟固本培元。

（5）禁忌人群

①膝关节炎：禁低架陈式“雀地龙”。

②腰椎间盘突出：忌杨式“下势”过度前俯。

③高血压：避吴式“栽捶”低头发力。

④眩晕症：慎练孙式快速活步转换。

（6）家庭运动套餐设计，见表 2~ 表 4

表 2　套餐 A（办公族代谢唤醒）

时段	练习内容	核心功效
晨间	杨式“起势桩”（5 分钟）	温和启动身体代谢，像给发动机“预热”
工间	陈式“掩手肱捶”（每小时 3 次）	快速活动肩背，打断久坐僵硬状态
睡前	武式“云手”（腰胯转 12 圈）	扭腰转腹促进肠道蠕动，帮助夜间脂肪分解

表 3　套餐 B（更年期体质调理）

时段	练习内容	核心功效
晨练	吴式“玉女穿梭”（8 分钟）	腰部侧拉改善循环，类似轻柔按摩卵巢区域
午休	孙式“活步搂膝拗步”	快速活动肩背，打断久坐僵硬状态
傍晚	杨式“如封似闭”（6 组）	缓慢收手动作安抚神经，像给大脑“关机准备”

表 4　套餐 C（三高人群代谢干预）

时段	练习内容	核心功效
晨练	陈式“金刚捣碓”（震脚 7 次）	脚跟跺地振动全身，促进血液循环
午后	武式“三环套月”（15 分钟）	挺拔脊柱改善供血，相当于“疏通血管”
睡前	杨式“海底针”（下探 9 次）	手指下点刺激手掌，激活消化代谢相关反射区

（7）常见误区与纠正

误区 1：功架越低功力越深。

纠正：根据体质调整高度（如阳虚质采用高架，避免耗阳）。

误区 2：必须配合复杂呼吸法。

纠正：初级阶段自然呼吸，熟练后采用“开吸合呼”原则。

误区 3：发力越猛效果越好。

纠正：陈式发劲后需有“松沉”阶段（如“懒扎衣”接“六封四闭”）。

2. 五禽戏——仿生导引的脏腑调理

（1）动作及精髓

五禽戏是一种模仿虎、鹿、熊、猿、鸟五种动物动作的健身气功。其动作精髓在于“模仿动物，强身健体”，通过模仿动物的动作来锻炼身体的各个部位。

①虎戏：“虎举”动作，模仿老虎将爪子举起，这个动作需要将力量从腰部传递到手臂，手臂像老虎爪子一样缓慢举起，要表现出老虎的威猛，同时拉伸身体经络。“虎扑”则像老虎扑食一样，身体前倾，向前扑出，动作要求有爆发力但又不失控制，能锻炼腿部和腰部力量。

②鹿戏：“鹿抵”是模仿鹿用鹿角抵物的动作，通过身体的扭转和侧屈，锻炼腰部和脊柱的灵活性。“鹿奔”时，身体呈向前奔跑的姿势，要体现出鹿的轻盈，同时能锻炼下肢力量。

③熊戏：“熊运”动作，腹部随着双手的转动而运动，像熊在活动腹部一样，这个动作能促进腹部的气血循环。“熊晃”则是身体左右摇晃，能锻炼平衡能力和下肢力量。

④猿戏：“猿提”时，身体像猿猴一样向上提起，耸肩缩项，能锻炼肩颈部肌肉。“猿摘”是模仿猿猴摘果子的动作，手臂伸展、身体跳跃，能提高身体的协调性。

⑤鸟戏：“鸟伸”动作，像鸟儿伸展翅膀一样，伸展身体，能提高身体的柔韧性。“鸟飞”是模仿鸟儿飞翔，通过手臂的上下摆动和身体的起伏，锻炼心肺功能。

五禽戏的动作精髓在于“仿生、自然、流畅”，练习者模仿动物的动作时，要力求形似神似。

（2）五禽戏的特点

①左右对称：动作设计平衡发展，便于习练。

②引伸肢体：通过模仿动物的动作，有效锻炼身体的各个部位。

③外导内引：以形引气，注重内外合一的锻炼效果。

（3）人体体质分型与运动选择，见表5

表5　人体体质分型与运动选择

体质类型	主练戏法	辅练戏法	禁忌戏法
痰湿质	熊戏（运脾化湿）	鸟戏（宣肺行水）	猿戏（耗气伤津）

（续表）

体质类型	主练戏法	辅练戏法	禁忌戏法
气郁质	虎戏（疏肝解郁）	鹿戏（通调带脉）	熊戏（加重腹胀）
阳虚质	鹿戏（温补肾阳）	熊戏（健脾助运）	鸟戏（耗散阳气）
阴虚质	猿戏（养阴清心）	鸟戏（润肺生津）	虎戏（升阳化火）

（4）运动强度与时间安排

①痰湿型肥胖：晨起饭前熊戏 20 次 + 午后鸟戏展翅 50 次。

②产后肥胖：鹿戏侧屈（早晚各 15 分钟）配合命门穴艾灸。

③压力型肥胖：申时（15 ~ 17 时）虎戏扑跃 30 次 + 戌时猿提练习。

（5）运动防护要点

①虎戏护膝：扑跃时膝盖不超过脚尖，重心落于足跟。

②鹿戏护腰：侧屈时保持脊柱中正，避免单侧过度挤压。

③熊戏护髋：摆胯幅度不超过 30°，配合逆腹式呼吸。

④收势必做：鸟戏结束双手叠按关元穴 3 分钟，引气归元。

（6）禁忌人群

①严重骨质疏松：禁用虎戏震脚动作。

②腰椎滑脱患者：禁止鹿戏后仰拉伸。

③青光眼患者：慎练猿戏瞪目式。

④甲亢患者：限制鸟戏抬头幅度。

（7）家庭运动套餐设计

套餐 A（痰湿体质）：

晨练：熊晃摆胯（10 分钟）→鸟飞展翅（5 分钟）

晚练：虎扑疏肝（8 分钟）→收势摩腹（2 分钟）

套餐 B（产后修复）：

晨练：鹿奔固肾（12 分钟）→熊运健脾（8 分钟）

午练：猿提养心（5 分钟）→鸟伸理肺（5 分钟）

（8）常见误区与纠正

误区 1：模仿动物越夸张越好。

纠正：把握“神似形缓”原则，如虎戏重在眼神凌厉而非跳跃高度。

误区 2：五戏必须全套练习。

纠正：根据体质选择主练 1 ~ 2 戏（如阳虚质专注鹿戏）。

误区 3：呼吸与动作强行同步。

纠正：初期采用自然呼吸，动作熟练后再配合逆腹式呼吸。

3. 八段锦——经络疏导的靶向减脂

（1）减重基本原理

八段锦是一种古老的健身气功，由八个动作组成，每个动作都有其独特的健身效果。其动作精髓在于“调身、调息、调心”，通过柔和缓慢的动作来疏通经络、调和气血。

（2）八段锦的特点

①动作柔和：适合各个年龄段和身体状况的人练习，尤其适合肥胖人群。

②无须器材：不受场地和器材限制，随时随地都可以练习。

③疏通经络：通过特定的动作来疏通全身经络，促进气血运行。

（3）人体体质分型与动作优选，见表6

表6　人体体质分型与动作优选

体质类型	核心动作	增效动作	慎用动作
痰湿质	第三式＋第五式	第二式（晨练）	第七式（午后）
气郁质	第二式＋第七式	第八式（酉时）	第五式（过度）
阳虚质	第一式＋第六式	第四式（晒背）	第八式（夜晚）
阴虚质	第四式＋第八式	第一式（收力70%）	第七式（空腹）

（4）运动强度与黄金时段

①常规减重方案：

晨间（5～7时）：第二式＋第三式循环3组（提升胃肠动力）。

傍晚（17～19时）：第五式＋第六式慢练2组（强化带脉约束）。

消耗参考：完整八式练习30分钟约等于游泳500米（消耗220 kcal）。

②突破平台期方案：

卯时（5～7时）：第七式怒目攒拳100次（肝经当令强化脂解）。

未时（13～15时）：第一式托天配合屏息（激活棕色脂肪）。

（5）运动防护要点

①膝关节保护：第五式“摇头摆尾”保持大腿与地面夹角≥45°。

②腰椎防护：第六式“双手攀足”需先屈髋再弯腰，避免椎间盘压力。

③气血调节：每式结束后闭目调息9次，掌心对准神阙穴纳气。

④特殊提示：第七式练习后必做“嘘”字诀6次泄肝火。

（6）禁忌人群

①严重高血压：禁用第七式怒目及第八式颠足。

②腰椎压缩骨折：禁止第五式大幅扭转。

③胃下垂患者：第三式单举高度不超过肩。

④视网膜病变：慎练第二式凝视指尖。

（7）家庭运动套餐设计

套餐A（苹果型肥胖）：

晨练：第三式（左右单举）15次+第五式（摇头摆尾）8次。

晚练：第六式（攀足固肾）12次+第八式（颠足祛病）21次。

配套疗法：练习后顺时针摩腹108圈。

套餐B（压力型肥胖）：

晨练：第二式（开弓射雕）24次（配合“呼”字吐气）。

午休：第四式（五劳回顾）9次（每侧停留3次呼吸）。

睡前：第七式（攒拳怒目）7 次（力度减半）

（8）常见误区与纠正

误区 1：动作越慢越好。

纠正：第三式单举应快起（3 秒）慢落（6 秒）以激活脾经。

误区 2：必须配合复杂呼吸。

纠正：初学者采用自然呼吸，仅在第 5、6 式尝试逆腹式呼吸。

误区 3：出汗越多效果越好。

纠正：微汗为度（后背棉布贴敷 5 分钟不浸透）。

4. 易筋经——筋骨重塑的代谢革命

（1）动作精髓和特点

易筋经注重伸筋拔骨、舒展连绵的动作，通过特定的手型和步型进行锻炼。例如韦驮献杵第一势，双手合十于胸前，手指向上，手臂伸直，这个动作要求身体正直，沉肩坠肘，能够拉伸手臂和肩部的肌肉和经络；第二势“横担降魔杵”，双手向两侧伸展，如同横担着一根棍子，这个动作对胸部和肩部的肌肉进行了拉伸，同时也锻炼了身体的横向伸展能力。在步型方面，如弓步、马步等步型的运用，有助于稳定身体重心，为各种动作提供支撑，同时也锻炼了腿部的力量和稳定性。

易筋经的特点包括：

①伸筋拔骨：动作注重拉伸筋肉和骨骼，增强身体的柔韧性和力量。

②动作连贯：动作连贯流畅，一气呵成。

③注重呼吸：强调呼吸与动作的协调。

（2）人体体质分型与动作配伍，见表 7

表 7　人体体质分型与动作配伍

体质类型	核心动作	增效组合	禁忌动作
痰湿质	韦驮献杵第三势	三盘落地势	卧虎扑食势
气郁质	摘星换斗势	九鬼拔马刀势	攒拳怒目势
阳虚质	掌托天门势	打躬势	掉尾势
阴虚质	青龙探爪势	工尾势	倒拽九牛尾势

（3）运动处方与黄金时段

①基础代谢提升方案：

晨间（5 ~ 7 时）：韦驮献杵三势循环 3 组（激活三焦气化）。

午后（13 ~15 时）：三盘落地势深蹲 12 次（刺激肾经原穴）。

能量消耗：完整十二势练习 40 分钟约等于慢跑 8 千米（消耗 450 千卡）。

②内脏脂肪专项突破：

卯时（5 ~ 7 时）：倒拽九牛尾势左右各 21 次（强化带脉约束）。

酉时（17 ~ 19 时）：青龙探爪势侧屈保持 30 秒 / 侧（激活腹斜

肌筋膜）。

（4）运动防护体系

①脊柱保护：所有前屈动作遵循“腰为旗杆”原则，保持腰椎生理曲度，如打躬势需先屈髋再弯腰。

②呼吸调控：采用“吸－停－呼”（比例 1∶1∶2）呼吸法，如摘星换斗势吸气时肋骨横向扩张，呼气时收束丹田。

③膝关节防护：三盘落地势下蹲时膝盖不超过脚尖，重心落于足跟。

（5）禁忌证与风险管控

①严重椎间盘突出：禁用卧虎扑食势俯冲动作。

②高血压危象期：禁止掌托天门势配合屏息。

③妊娠中晚期：限练站姿动作，禁止脊柱旋转类姿势。

④青光眼患者：慎练怒目类动作（如出爪亮翅势）。

（6）家庭训练系统设计

套餐 A（办公族久坐修复）：

晨练：韦驮献杵三势（10 分钟）+ 摘星换斗势（5 分钟）。

工间：九鬼拔马刀势（每 2 小时 3 次 / 侧）。

睡前：工尾势脊柱波浪运动（8 分钟）。

套餐 B（更年期代谢调理）：

晨练：掌托天门势（12 次）配合朝阳呼吸。

午后：青龙探爪势（左右各 15 次）。

傍晚：打躬势（9 次）配合命门穴艾灸。

（7）认知误区与科学解读

误区 1：必须配合复杂服药修炼。

纠正：现代改良版已去除丹药体系，纯靠动作呼吸即可见效。

误区 2：练习时需完全空腹。

纠正：餐后 1 小时可练坐式功法（如打躬势），避免低血糖。

误区 3：动作幅度越大效果越好。

纠正：关注“筋膜的张力传导”，如倒拽九牛尾势只需 30% 幅度即能激活深筋膜。

（注：具体训练细节建议参考国家体育总局《健身气功 · 易筋经》标准教材）

5. 八部金刚功——刚柔并济的代谢激活

（1）动作精髓和特点

八部金刚功应用“天人合一”，结合“阴阳五行”的中医理论，通过八套动作运用刚性内劲之气来疏通全身的经脉。以其中一个动作来说，身体直立，双脚分开与肩同宽，双手握拳置于腰间两侧，然后向左转身，同时右手向前推出，拳心向前，左手向后拉，拳心向后，这个动作通过身体的扭转和手臂的推拉，调动体内的阳气，使经脉得到疏通。

特点：

①刚劲有力：动作强劲好动，充满力量感，象征阳气方刚。每一个动作都需要运用到身体的内劲，这种力量从身体内部发出，通过肌肉和骨骼的协同作用展现出来。

②调整脊椎：通过特定的动作，如弯腰、扭转等动作，可以调整脊椎骨的变形与错位。在做这些动作时，脊椎能够得到充分的活动和伸展，有助于改善脊椎的健康状况。

③协调五脏六腑：促进五脏六腑的运作，排除体内病气。每个动作都与五脏六腑有着内在的联系，通过动作的引导，能够调节脏腑之间的平衡关系，使身体内部的气血运行更加顺畅。

（2）人体体质分型与八部金刚功动作配伍，见表8

表8　人体体质分型与八部金刚功动作配伍

体质类型	核心动作	增效组合	禁忌动作
痰湿质	力劈华山势	转腰晃海势	霸王举鼎势
气郁质	青龙探爪势	金刚撞钟势	力劈华山势
阳虚质	丹凤朝阳势	海底捞月势	大鹏展翅势
阴虚质	白猿献果势	童子拜佛势	金刚怒目势

（3）运动处方与进阶方案

①基础代谢激活方案：

晨间（5～7时）：力劈华山势21次（激活胆经）。

午后（13～15时）：转腰晃海势49次（刺激带脉）。

能量消耗：完整八部练习35分钟约等于跳绳4000次（消耗380 kcal）。

②内脏脂肪突破方案：

寅时（3～5时）：海底捞月势慢练9次（深度按摩胰腺）。

申时（15～17时）：金刚撞钟势快练81次（激活褐色脂肪）。

（4）科学防护要点

①关节保护：所有劈击动作遵循“劲发七分留三分”原则，肘关节保持15°微屈。

②呼吸调控：发力时采用“哼哈呼吸法”（刚劲发“哈”，柔劲用“哼”）。

③高血压患者：金刚撞钟势改拳面触墙练习。

④膝关节损伤：海底捞月势改坐姿练习。

（5）禁忌证与风险提示

①严重骨质疏松：禁用霸王举鼎势过顶发力。

②腰椎滑脱患者：禁止转腰晃海势大角度扭转。

③甲亢患者：慎练丹凤朝阳势抬头凝视。

④孕期女性：禁止所有震动类动作（如金刚顿地势）。

（6）家庭训练系统设计

套餐 A（苹果型肥胖）：

晨练：力劈华山势（左右各 21 次）+ 转腰晃海势（顺逆各 36 圈）。

晚练：海底捞月势（9 次慢练）+ 童子拜佛势（3 分钟静持）。

食疗配合：练习后饮用山楂决明茶。

套餐 B（压力型肥胖）：

晨练：青龙探爪势（左右各 49 次）配合“嘘”字呼吸。

午间：白猿献果势（21 次快慢交替）。

睡前：金刚归元势（7 次深呼吸收功）。

（7）常见误区与科学纠正

误区 1：发力越刚猛减脂越快。

纠正：刚劲动作只需 30% 最大力量，重点在筋膜震颤传导。

误区 2：必须配合特定时辰修炼。

纠正：现代人可简化为“晨刚晚柔”（早晨练发力势，傍晚练导引势）。

误区 3：出汗越多排毒效果越好。

纠正：最佳状态为“气爽神清”，心率维持在（220– 年龄）×50%–65。

（8）附：八部金刚功现代改良成果

①办公室微运动版：

工位版力劈华山（坐姿手刀下劈）。

会议间隙转腰晃海（座椅旋转导引）。

②四季养生方案：

春：侧重青龙探爪势疏肝。

夏：强化力劈华山势泄心火。

秋：加强白猿献果势润肺。

冬：深练海底捞月势固肾。

三、中医运动处方制定体系

1. 体质——功法——节气三维匹配系统

九种体育运动适配图谱，见表 9。

表 9　九种体质运动适配图谱

体质类型	核心特征	首选功法	辅助功法	禁忌功法	每日最佳时段
平和质	体态匀称 代谢平衡	八段锦全式	五禽戏交替	无特殊禁忌	辰时 （7～9 时）
气虚质	气短易累 四肢松软	简化 24 式 太极拳	坐式 八段锦	八部金刚功	巳时 （9～11 时）
阳虚质	畏寒肢冷 代谢迟缓	易筋经 托天三势	五禽戏 鹿式	六字诀 “呬”字诀	午时 （11～13 时）

（续表）

体质类型	核心特征	首选功法	辅助功法	禁忌功法	每日最佳时段
阴虚质	口干潮热 脂燥内结	太极云手 慢练	十二段锦 坐式	八极拳刚 猛式	酉时 （17～19时）
痰湿质	腹大松软 苔腻身重	八段锦单举 ＋摆尾	易筋经 九鬼拔马刀	龟息功静态	未时 （13～15时）
湿热质	面油口苦 急躁多脂	五禽戏虎式	大舞疏泄式	高温瑜伽	申时 （15~17时）
血瘀质	肤色晦暗 局部肥胖	易筋经倒 拽九牛尾	八段锦 攒拳怒目	久坐冥想	亥时 （21～23时）
气郁质	胸胁胀满 代谢紊乱	六字诀 “嘘”字诀	五禽戏鸟式	硬气功 憋气式	寅时 （3～5时）
特禀质	过敏倾向 代谢特殊	十二段锦 坐式	太极起势 收势	剧烈爆发 运动	根据过敏原 时段调整

2. 四时节气运动调节方案

节气运动处方框架，见表10。

表10　节气运动处方框架

节气	核心经络	重点功法	动作强化要点	能量补充方案
立春	肝经	五禽戏虎扑式	指尖发力透达期门穴	练习前饮用玫瑰陈皮茶

（续表）

节气	核心经络	重点功法	动作强化要点	能量补充方案
春分	胆经	八段锦左右开弓	目随食指走刺激瞳子髎	练习后按摩阳陵泉
立夏	心经	易筋经摘星换斗	小指引领激活少冲穴	服用心经养生膏
夏至	小肠经	大舞疏泄式	肩胛骨划圆刺激肩贞穴	饮用淡竹叶茶
立秋	肺经	六字诀“呬”字诀	云门穴开合配合呼吸	练习后叩击中府穴
秋分	大肠经	八段锦背后七颠	震动合谷穴	食用秋梨膏
立冬	肾经	五禽戏鹿抵式	命门穴前推后拉	黑豆核桃饮
冬至	膀胱经	易筋经打躬势	委中穴拉伸保持	杜仲牛膝汤

打卡手账

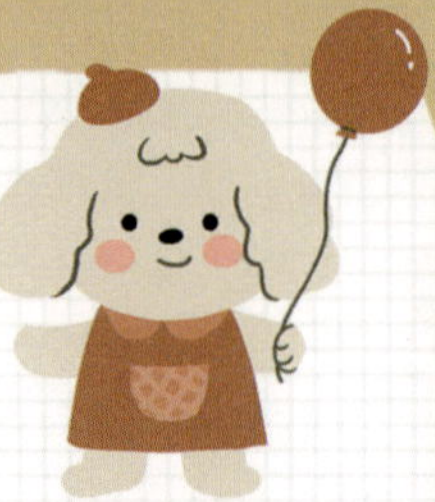

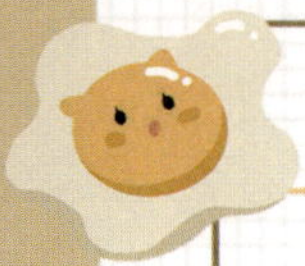

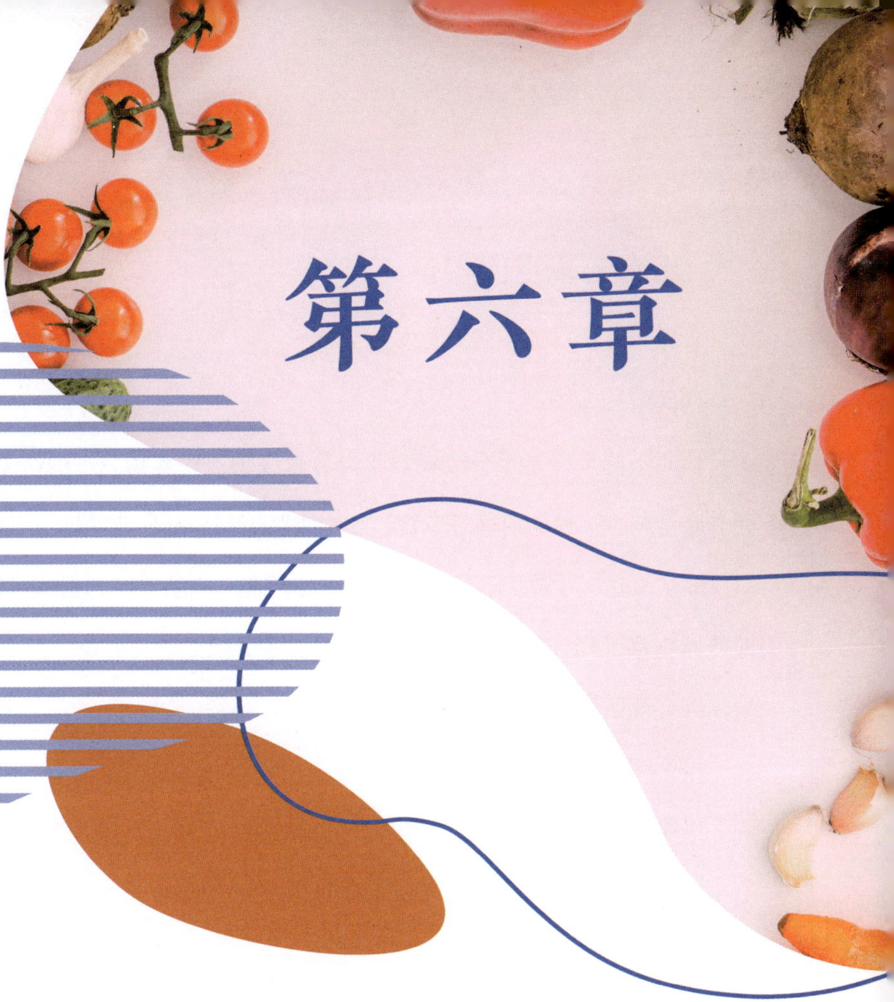

第六章

减肥谣言粉碎机：老中医的养生经与白大褂的实验室报告

一、减脂与减重的误区

1. 误区一：体重下降就是减脂成功

西医解读：

体重下降可能是水分流失、肌肉分解或肠道内容物减少的结果，而非脂肪减少。短期内通过节食、脱水或服用利尿剂导致的体重下降，不仅无法真正减少体脂，还可能损害代谢功能。脂肪组织的密度较低，即使体脂率下降，体重变化可能也并不显著，需结合体脂率、腰围等指标综合评估。

中医解读：

中医认为“体重骤降”可能伤及气血津液。《黄帝内经》提到“形不足者，温之以气”，若过度追求体重数字而耗伤脾胃之气（如盲目节食），会导致气血生化不足，出现乏力、脱发、月经不调等问题。真正的健康减脂应“以脾为本”，通过健脾化湿逐步调整体质。

2 误区二：饿肚子就能减脂

西医解读：

长期热量摄入不足会导致基础代谢率下降、肌肉流失，脂肪反而更容易囤积（“代谢适应”现象）。身体进入“饥饿模式”后，脂蛋白脂肪酶活性增强，脂肪储存效率提高，一旦恢复正常饮食易反弹。

中医解读：

《脾胃论》指出“胃主受纳，脾主运化”，长期饥饿导致脾胃功能紊乱，形成“虚火内盛”或“痰湿壅滞”的恶性循环。临床常见过度节食者舌苔厚腻、口苦便秘，实为脾虚湿阻，需根据药食同源摄入食物（如茯苓、山药）恢复脾胃运化能力。

3. 误区三：只做有氧运动就能高效减脂

西医解读：

有氧运动确实能消耗热量，但过量的有氧运动（尤其空腹）易分解肌肉。肌肉量减少会降低静息代谢率，并且使得脂肪细胞对能量波动的适应性增强，不利于促进脂肪代谢。只有结合无氧运动的力量训练增加肌肉量，才能形成“代谢优势”，实现长期体脂管理。

中医解读：

中医强调“动静结合”，《黄帝内经》主张“导引按跷”（导引术与力量训练结合）。单纯有氧属于“过动耗气”，可能加重气虚体质；只有配合力量训练方可激发阳气，促进“气化”功能（类似提高代谢率），帮助痰湿体质者化浊降脂。

4. 误区四：局部减脂可实现

西医解读：

脂肪动员受肾上腺素受体分布影响，内脏脂肪对 β-3 受体敏感，

皮下脂肪对 α-2 受体敏感，现有手段难以精准调控局部脂肪分解。所谓“瘦腰运动”仅能强化肌肉，无法定向减少腹部脂肪。

中医解读：

中医认为脂肪分布与经络脏腑相关，如腹部肥胖多属“带脉失约，脾肾阳虚”。针灸或推拿虽然能通过刺激带脉、天枢穴等调节局部气血，但需配合全身调理（如温肾健脾）才能治本。单纯局部治疗如“隔靴搔痒”。

5. 误区五：快速减重更高效

西医解读：

WHO 建议安全减重速度为每月 2 ~ 4 kg。过快减重（大于 1 kg/ 周）会导致：

（1）过度消瘦和体重流失，基础代谢率下降 10%~15%。

（2）电解质紊乱诱发心律失常。

（3）胆囊收缩素分泌异常，胆结石风险增加 3 倍。

中医解读：

《景岳全书》强调“欲速则不达”，快速减重违反“阴阳渐进”的规律。快速减重后常会出现畏寒、经闭等“阳虚血瘀”的症候。建议遵循“春生夏长”的自然节律：

春（生）：晨起适度活动（如散步）助阳气升发，饮食增芽菜（豆芽、香椿等）疏肝健脾，启动代谢。

夏（长）：利用旺盛阳气，早晨或傍晚健走排湿，饮食清淡利湿（如冬瓜、薏米等），午间小憩养心，助脂肪“燃烧”。同时配合节气针灸（如三伏贴）调理体质，即可达到高效不伤身的减重效果。

二、中西医结合减重建议

1. 监测指标：西医关注体脂率、腰臀比、血脂四项；中医观察舌象（舌体胖大 / 齿痕提示脾虚）、脉象（滑脉主痰湿）。

2. 膳食方案：西医建议每日蛋白质摄入量≥ 1.6 g/kg（防肌肉流失）；中医推荐薏苡仁红豆粥（健脾利湿）搭配山楂决明子茶（消积降脂）。

3. 运动处方：每周 3 次抗阻训练 + 八段锦“调理脾胃须单举”。

三、现代医学 + 传统中医：中西医混合瘦身小秘籍

减重是一个需要综合调理的过程，结合现代医学的精准监测与传统中医的整体调理，能够更安全、更有效地实现健康减重。

1. 监测指标：数据 + 体质，双重把关

（1）西医关注代谢指标

①体脂率（男性 15% ~ 20%，女性 20% ~ 25%）：反映脂肪堆积程度，比单纯体重更科学。

②腰臀比（男性＜ 0.9，女性＜ 0.85）：超过正常数值上限提示

内脏脂肪超标，代谢疾病风险增加。

③血脂四项（总胆固醇、甘油三酯、低/高密度脂蛋白）：评估脂肪代谢是否异常。

（2）中医辨证体质特点

①舌象观察：舌体胖大、边缘齿痕，提示“脾虚湿盛”，代谢能力较弱。舌苔厚腻，提示“痰湿内阻”，常见于易胖体质。

②脉象判断：滑脉（如珠滚盘），提示痰湿或湿热体质，需加强祛湿。沉细脉，提示气血不足，需避免过度节食。

（3）建议

每月测量一次体脂和腰围，定期体检（如每3~6个月查血脂），同时记录舌象变化（可拍照对比）。

2. 膳食方案：营养+调理，双管齐下

（1）西医营养学原则

高蛋白饮食（每日蛋白质摄入量≥1.6 g/kg）：如鸡胸肉、鱼虾、豆类，防止肌肉流失，提高基础代谢率。

低血糖生成指数碳水：燕麦、糙米替代精米白面，避免血糖剧烈波动。

膳食纤维（每日25~30 g）：绿叶蔬菜、奇亚籽等可以促进肠道蠕动，减少脂肪吸收。

（2）中医食疗推荐

早餐：薏苡仁红豆粥（薏苡仁 30 g+ 赤小豆 20 g），健脾祛湿，适合舌苔厚腻者。

代茶饮（山楂 10 g+ 决明子 5 g+ 陈皮 3 g），沸水冲泡。可以消食化积、降脂通便，适合饭后腹胀者。痰湿重者，可加冬瓜皮、玉米须煮水，增强利水效果。

（3）注意事项：避免生冷（伤脾阳）、油腻（加重痰湿），晚餐尽量在 19 点前完成。

3. 运动处方：力量 + 养生，协同增效

（1）西医运动建议

抗阻训练（每周 3 次）：深蹲、俯卧撑、弹力带练习等，增加肌肉量，提升静息能耗。

有氧运动（每周 150 分钟）：快走、游泳等，心率控制在（220–年龄）×（60%～70%）。

（2）中医传统功法

八段锦：重点练习“调理脾胃须单举”（促进消化）“摇头摆尾去心火”（调节代谢）。

拍打胆经（大腿外侧）：每日早晚各 50 次，疏通气血，改善痰湿体质。

小技巧：运动后按压足三里（健脾）、丰隆穴（化痰），增强调

理效果。

科学减重的关键在于个性化调整。代谢异常明显者（如血脂高），优先西医调控，配合中药化痰祛湿（如加减二陈汤）。体质虚弱者，中医健脾为主，避免剧烈节食，逐步增加运动强度。减重应长期维持，需要养成监测习惯，及时调整方案，避免反弹。通过这种中西医结合的方式，不仅能科学减重，还能改善体质，真正实现“健康瘦”！

畸形审美背后的健康陷阱

误区一：腰宽比 A4 纸窄才是好身材

西医解读：

WHO 和《中国成人超重和肥胖症预防控制指南》均建议成年女性的腰围不超过 80 cm。一般认为，成年女性腰围保持在 65 ~ 80 cm 是平衡健康与功能的最佳选择。成年女性腰围< 65 cm 则可能意味着营养不良或肌肉流失。

女性和男性存在着解剖差异，女性腰腹为了保护子宫，腰围天生就要比男性宽。另外，成年女性的正常腰围还与身高有着密切关系。我们可以用公式简单估算一下自己的理想腰围，即大于等于身高（cm）×0.35。例如，身高 160 cm 的女性，腰围不宜长期小于 56 cm。因此，网络上流行的“A4 腰”（腰宽< 21 cm，腰围

< 60 cm），仅适合极少数骨架小的女性，而对绝大多数成年女性而言，则远低于正常生理极限。

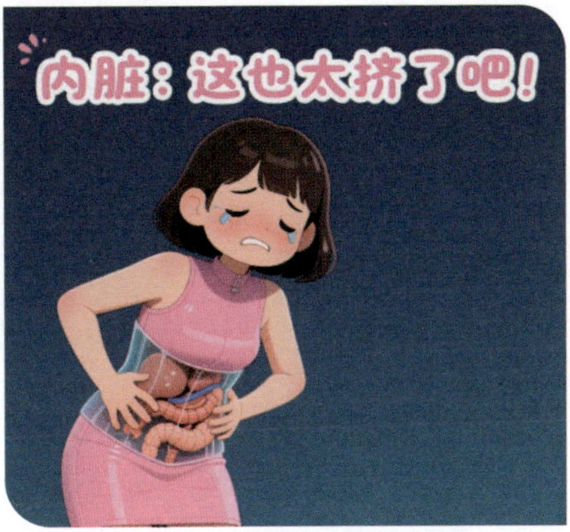

腰细如杆，内脏却被挤成团

女性腰围过小，可能会引发多种健康问题：①内脏压迫：腰部过度纤细挤压腹腔，易引发胃下垂、肠蠕动减缓，造成食欲不振、消化不良等症状。②生殖风险：女性腰围过小，体脂率< 17%，可能提早闭经，而盆腔脂肪不足则影响子宫供血。③代谢紊乱：腰围过小者常伴随蛋白质摄入不足，当血清白蛋白< 35 g/L 时会出现水肿。

中医解读：

《灵枢 · 骨度》明确记载：“腰围二尺六为女子常度”，这一数据源自古人长期对健康女性的生理结构的观察，符合“骨正筋柔，气血以流”的生命状态。中医脏腑学说认为腰为“肾之府”，腰部肌肉需有适度脂肪包裹，方能护固肾阳。过度纤细的腰围会导致“肾阳外泄”，表现为畏寒、腰膝酸软。经络学说认为带脉环腰一周，束腰会直接压迫这条人体唯一横向经脉，导致冲任二脉气血受阻，影响月经，肝胆经经络不畅，引发胁胀、口苦等。临床常见束腰者舌下络脉青紫迂曲，正是带脉瘀阻的典型征象。

腰围过小的成年女性多会出现病理表现，如舌淡伴有齿痕（脾阳虚）、舌下络脉紫暗（血瘀）；手指月牙消失或缩小（阳气不足）；腹部肌肉板硬、按压有结节（带脉瘀结）等临床证候。长期腰围过小，初期会出现月经量少、便秘（气滞血瘀），进一步发展会出现头晕乏力、面色萎黄（气血两虚），发展到后期会导致闭经、骨质疏松（精血亏耗）。

降低腰围比的中医调理方案

①外治法

艾灸：命门穴（温肾阳）、带脉穴（解瘀滞）、足三里（健脾胃），每周 3 次。

推拿：沿带脉走向揉按，配合振腹手法（改善肠蠕动）。

拔罐：膀胱经背俞穴走罐，祛除深层寒湿。

②内治法

气血双补：八珍汤。

温通带脉：少腹逐瘀汤。

食疗推荐：当归生姜羊肉汤（冬季温补），三七炖乌鸡（化瘀生新）。

③中医运动

八段锦：重点练习“两手托天理三焦”“调理脾胃须单举”。

站桩：混元桩姿势，配合逆腹式呼吸，以增强核心而不耗气血。

传统中医养生智慧启示

理想腰围的“四维健康”标准：能系裤带（生理功能），可容掌抚（气血通畅），随呼吸起伏（气机升降），与臀腿协调（形体和谐）。

警示案例

现代临床常见过度节食减肥致闭经者，需针灸中脘、关元穴半年才能恢复月经。

中医强调“形神合一”，腰围的适度实际是身体智慧的体现。与其追求违反生理的极端腰围，不如通过传统方法调理出“柔韧有力”的健康腰腹——这既是美丽的底蕴，更是生命力的保障。

误区二：大腿缝隙越大越苗条

近年来，网络上流行一种审美标准叫“漫画腿”——自然站立时双腿并拢无缝隙，大腿之间能塞下一本书，并且认为大腿缝隙越大，看起来越纤细修长。但从医学角度来说，漫画腿的真相是：你以为的美，其实是身体在报警！

西医视角

你以为的“漫画腿”，其实是“骨骼变形腿”，年轻时美滋滋，30 岁后哭唧唧！如果天生大腿内侧完全无接触，往往意味着髋关节过度外旋（髋关节外旋畸形），导致髋臼发育不良风险上升。长期如此，髋臼受力不均，容易导致髋关节发育不良，年纪大了可能连走路都费劲。大腿缝隙过大，往往伴随骨盆前倾，导致腰椎压力升高 2 倍，腰椎被迫“加班”支撑身体，长期下来腰酸背痛、椎间盘突出便会通通找上门。而为了维持“漫画腿”的笔直感，很多人会不自觉地让膝盖向后顶，形成“膝关节超伸”。这会导致半月板长期受压，磨损速度是正常腿形的 3 倍，30 岁可能就得和跑步说拜拜了。

中医视角

西医看骨头，中医看“气”和“形”。在中医看来，大腿缝隙过大不是瘦，“漫画腿”也不是美，而是脾肾两虚的“瘦弱腿”！

1. 脾主肌肉，缝隙大等于脾气不足

《黄帝内经》说“脾主肌肉”，健康的腿形应该是“鹅绒之柔，松柏之韧”，肌肉饱满、筋脉柔韧。但如果大腿内侧肌肉塌陷，缝隙明显，说明脾气虚弱，无法濡养肌肉。这类人群往往消化差、容易累、动不动就拉肚子，这就是典型的脾虚体质！

2. 肾主骨，腿不拢等于肾气不固

中医认为“肾主骨”，腿形松散、关节不稳，往往和肾气不足有关。肾虚的人，骨骼支撑力差，容易膝软、腰酸，甚至走路发飘，像踩棉花。

中医调理

“漫画腿”看似时尚，实则隐患重重。中医认为，匀称紧实的腿形才是健康标志。脾肾好了，腿自然美；盲目跟风，老来受罪！想要腿形匀称又健康，回归健康美，中医有妙招！

1. 中医运动

华佗的五禽戏里有一招“虎扑式”，专门强化大腿内侧肌肉和筋膜。

动作：双脚分开略宽于肩，屈膝下蹲，双手如虎爪向前扑，同时收紧大腿内侧肌肉。

效果：激活脾经、肾经，让肌肉恢复弹性，腿形自然紧实。

2. 食疗

杜仲牛膝汤，补脾肾、强筋骨（出自《中华药膳疗法》）。

材料：牛膝 15 g，杜仲 15 g，黑豆 150 g，鸡爪 100 g，红枣 15 g。

做法：用原鸡或新鲜鸡脚煲成汤。将黑豆、红枣洗净，用沸水烫一下。向牛膝、杜仲中加入 6 杯水，熬至剩 2 杯水左右。再用鸡汤 6 杯左右煲煮已烫过水的黑豆及红枣。待黑豆、红枣煲烂时再加入杜仲及牛膝水，以文火再煲即可。

功效：杜仲补肾壮骨，牛膝强筋活血，山药健脾，专治“腿缝过大”。

3. 按摩

每天沿着大腿内侧（脾经、肾经）轻轻敲打或揉按，帮助气血流通，肌肉自然饱满。

误区三：锁骨放硬币才叫骨感美

近年来，网络上流行一种“锁骨挑战”，即在凹陷的锁骨上放硬币、口红甚至养鱼，没错，真的有人这么干！看起来时尚感十足，但从医学角度来说，这种“刀锋锁骨”可能是身体在拉警报，甚至是在喊救命！

西医视角

能放硬币的锁骨不是时尚标志，而是身体发出的“营养不良警告牌”。如果锁骨上窝凹陷深度大于 1 cm 时，基本可以判定 BMI 低于 18.5。这不是模特身材，而是营养不良！这类人群维生素 D 缺乏率可达 73%，骨密度每年流失达 2%，相当于提前预订了老年骨质疏松的专属席位。

从解剖学角度剖析，锁骨上窝和颈部的脂肪如果过薄，就像给体温调节系统拆了保温层，导致夏天怕热冬天发抖，活得像个人形温度计，自行进入了“人体空调故障”模式。

中医视角

在中医看来，锁骨嶙峋如刀，不是美，是典型的“干血劳证”！锁骨如刀，气血两虚！往往同时伴有面目暗黑、肌肉枯干而粗糙、肌肉消瘦、骨蒸潮热、盗汗、口干颧红、易惊、头晕痛、月经涩少，或闭经等症状。

1. 形销骨立等于阴血枯竭

《金匮要略》中记载有“五劳虚极羸瘦……肌肤甲错”的症状，中医称之为“干血劳”。锁骨凸出能当开瓶器，皮肤干得像砂纸，这其实是身体在唱“凉凉”。这类人往往月经量少，手脚冰凉，失眠多梦。

2. 锁骨暴露等于脾胃罢工

中医认为“脾主肌肉”，锁骨突兀如悬崖峭壁，说明脾胃这个“后勤部长”已经消极怠工。吃嘛嘛不香，吃啥都不长肉，说明出现了脾不运化；脸色蜡黄如旧报纸，说明出现了气血不足；掉发量堪比蒲公英，说明出现了精血亏虚。所以，“硬币锁骨”真的不是时尚，而是身体在发“气血破产”通知！

中医调理

“骨肉匀停”才是王道！与其追求“能养鱼的锁骨”，不如修炼“能养人的气血”。把“刀锋锁骨”养成“珍珠锁骨”，既健康又好看。中医有妙方教给您！

1. 穴位按摩

足三里和三阴交等于天然“胶原蛋白注射器”。

足三里（膝盖下四指）是脾胃的“充电桩”，三阴交（脚踝上四指）则是女性的“美容开关”，每天早晚各按摩5分钟，按到微微发热，比打玻尿酸还管用!

2. 食疗圣品：阿胶黄精饮

配方：黄精30 g，阿胶10 g，陈皮3 g，红枣2枚，红糖适量。

做法：将黄精、红枣、陈皮洗净，置汤锅，加水2~3碗，煮开后，慢火熬30分钟。把阿胶打粉，放碗里，加入煎好的黄精汤，待阿胶融化后，即可饮用。亦可加入适量的红糖。

功效：阿胶补血堪称“液态燕窝”，黄精滋阴，专治各种“瘦到脱相”。

3. 中医运动

八段锦:“调理脾胃须单举”是传统养生功法八段锦中的经典动作，通过一手上托、一手下按的拉伸姿势，配合呼吸调节，能像“捏橡皮泥”一样，把下垂的胃往上提，把僵硬的脾揉松软，把乱跑的气血拽回来，能有效刺激脾胃经络，改善消化功能，促进气血运行。长期练习可帮助缓解腹胀、食欲不振等问题，适合日常保健。每天5分钟，锁骨会从“刀背”变“玉如意”!

误区四：腰臀比0.7才是黄金比例

西医解读

网上疯狂追捧所谓的“黄金腰臀比0.7”，仿佛达不到这个数字就不是好身材。但这并不健康，强行改造身体比例，可能是在玩命，最后可能收获的是0.7的健康指数和0.7的健康风险比！当女性腰臀比小于0.7时，往往意味着体脂率过低，将直接影响雌激素分泌，结果就是雌激素暴跌57%，出现月经紊乱（要么迟到，要么直接旷工）、皮肤干燥（从水润肌秒变砂纸肤）、骨质疏松（30岁的骨头，50岁的质量）等情况。

为了快速打造“蜜桃臀”，不少人选择填充手术，但臀部填充感染率高达19%（相当于每5个人里就有1人中招），脂肪栓塞的风险也随之增加，脂肪跑进血管，那可是要命的！

一些所谓的“运动狂人”为追求翘臀，盲目地疯狂负重深蹲。当负重超过体重1.5倍时，腰椎间盘突出的风险就直线上升。结果可能就是臀没翘起来，腰先“罢工”了。

中医视角

在中医看来，腰臀比可不是数学题，而是气血运行的晴雨表。强行追求“蜂腰肥臀”，是在和气血作对！腰太细，可能意味着带脉虚弱，气血“堵车”。中医经络学说认为带脉像一条腰带，环绕腰部，掌管气血流通。如果腰细到不科学，会导致带脉气血不足，引发月经不调、便秘、腰酸等症状，同时还会使脾胃功能受损，导致吃啥都不吸收，越来越瘦，越来越虚弱。《黄帝内经》说：“腰者肾之府”，腰太细，肾气就没有护固，容易“漏气”，出现手脚冰凉、掉发严重等症状。

很多人以为翘臀性感，但中医认为自然的臀部曲线应该圆润饱满，肌肉紧实，方能气血通畅。而强行打造的翘臀，往往僵硬浮肿，摸起来像注水猪肉，其实是痰湿淤堵。

所以，盲目追求 0.7 的腰臀比，不是在塑形，而是在破坏人体的气血平衡！真正的美，不是冰冷的数字，而是要实现腰柔韧如杨柳，臀圆润有弹性。健康曲线，才是真的性感。如何做到腰臀匀称又健康，达到“杨柳腰 + 自然臀”的健康美，这里有一些中医小妙招。

1. 砭石刮痧，疏通带脉，告别“假细腰”

沿着腰部从后往前刮一圈（带脉区），可以促进气血循环，让小腹不再“冰冰凉”，还能改善便秘，让肠道不再“堵车”。刮完可能会出痧，别怕，那是身体在排毒！

2. 内服中药代茶饮

“土（脾）生万物”，脾胃好，身材自然匀称。与其纠结腰臀比，不如追求“气血充盈的天然美”。

六君子汤代茶饮，健脾又塑形。

配方：党参 10 g，白术 10 g，茯苓 10 g，甘草 5 g，陈皮 5 g，半夏 5 g。

做法：煮水代茶，每周 3 次。

功效：党参 + 白术，健脾益气，让腰腹不再松松垮垮；茯苓 + 陈皮，祛湿化痰，让臀部紧实不浮肿。

3. 中医运动

八段锦中“摇头摆尾去心火”这个动作能灵活腰椎，不靠蛮力硬练，避免僵硬，按摩内脏，改善代谢，让腰臀线条自然流畅。每天 5 分钟，比深蹲更安全，比填充更持久！

健康体态标准的中西医共识

1. 功能优先

西医：BMI 18.5 ~ 23.9，腰围＜身高 ×0.5，体脂率 20% ~ 28%。

中医：站姿“五岳朝天”（头肩胯膝踝垂线对齐），坐姿“如钟稳坐”。

2. 预警信号

西医：女性体脂率低于 15%，男性体脂率低于 8% 时需立即干预。

中医：耳垂折痕（冠心沟）、手掌肝区青暗提示代谢危机。

3. 调理方案

西医：阻抗训练 + 地中海饮食。

中医：易筋经“九鬼拔马刀式”疏通膀胱经，茯苓饼健脾祛湿。

四、破解减肥中的饮食误区，健康瘦身

你是否也经历过这样的困境，拼命节食、尝试各种流行减肥法，体重却像弹簧一样，短暂下降后又狠狠反弹，甚至比原来更重？

现代人追求“快速瘦身”，于是生酮饮食、纯素食、极端节食大行其道。这些方法或许能在短期内带来体重数字的下降，但长期来看 60% 的人在 1 年内反弹回原体重，30% 的人甚至比减肥前更胖。这不仅是意志力的问题，还是我们的身体在发出抗议。中医认为，真正的健康瘦身，不是与身体对抗，而是学会聆听它的声音。两千年前的《黄帝内经》就提出“阴阳平衡”“脾胃为后天之本”等说法，而现今流行的极端减肥法，恰恰在破坏这种平衡。生酮饮食强行改变代谢模式，可能伤及脾胃；纯素食若搭配不当，易导致气血不足；过度节食更会耗损阳气，让身体陷入“节能模式”，反而更难瘦下来。今天，我们不妨跳出“快速瘦身”的迷思，从中医与科学的双重视角，重新审视这些减肥误区，并找到一种不反弹、不伤身的瘦身之道。

（一）生酮饮食：短期代谢干预与长期健康代价的平衡

1. 生酮饮食的过程

生酮饮食是一种极低碳水、高脂肪的饮食模式，如此迫使身体进入“酮症”状态，燃烧脂肪供能，短期内体重确实会快速下降，但同时它可能带来诸多问题。初期阶段可能会经历短期不适，如头痛、疲劳、腹泻、便秘等。这些症状被称为“生酮流感”，通常在适应期后会有所改善。但长期生酮饮食可能导致脂肪肝、肾结石及维生素缺乏等疾病。特别是在长期严格限制碳水化合物摄取时，身体可能会出现营养不均衡的情况，影响生活质量。要了解为什么会产生这些副作用，我们要先了解生酮代谢的生化途径。

（1）第一阶段：糖原耗竭阶段（0 ~ 48 小时）

当碳水化合物摄入小于 50 g/ 天时，肝脏储存的糖原首先被动员，为身体供能，此时体重下降主要因为水分流失，这种早期减重常被误认为“脂肪燃烧”。当肝糖原储备耗尽，肝脏开始分解脂肪产生酮体。

（2）第二阶段：糖异生阶段（2 ~ 4 天）

碳水化合物是影响血糖最直接的因素，减少碳水摄入，肝脏会通过脂肪分解和蛋白质分解维持血糖，所以生酮饮食期间要补充足够的蛋白质，否则就会有肌肉流失的风险。而肌肉是基础代谢的主要驱动力，基础代谢率降低意味着身体在静息状态下消耗的能量减少，日常活动（如爬楼梯、走路）可能变得更吃力，肌肉力量和耐力减弱，进一步降低活动意愿，让人更容易感到疲劳、乏力。

（3）第三阶段：稳定生酮阶段（5 ~ 7 天后）

肝脏分解脂肪产生三种酮体，分别为 β – 羟丁酸（78%）、乙酰乙酸（20%）、丙酮（2%），它们是身体在葡萄糖供应不足时的重要替代能源。这三种酮体对于促进脂肪燃烧有重要作用。

2. 生酮饮食的潜在风险

（1）认知功能的负面影响：大脑的主要能量来源是葡萄糖，而生酮饮食中糖类摄入极少，可能导致大脑功能下降和认知障碍。这种认知上的不适可能导致长期的饮食依从性下降，因此，为了更好地维持基本代谢，需要合理规划生酮饮食。

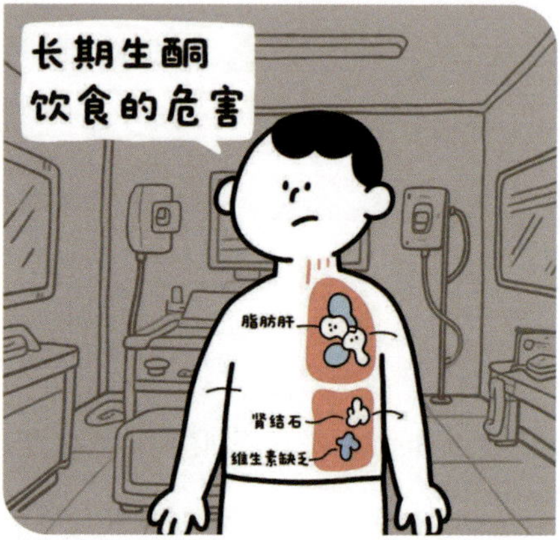

生酮吃不停，健康敲警钟

（2）心血管风险：生酮饮食可能会对心血管健康产生双重影响。一方面，它能够改善脂质代谢，促进体重减轻；另一方面，长期高脂肪饮食可能增加脂肪肝风险并导致胆固醇水平波动，尤其是在不控制摄入种类和质量的情况下。

（3）可能引发的“生酮流感”：适应生酮饮食的初期阶段，很多人会经历“生酮流感”的症状，如头晕、乏力、恶心等。尽管这些症状通常会在适应期后消失，但它们可以影响长期的饮食依从性，进一步影响到基础代谢的稳定。

3. 合理的生酮方案

合理的生酮方案需兼顾营养均衡、代谢适应和长期健康，避免因操作不当引发电解质紊乱、肌肉流失等副损伤。

（1）周期性生酮

采用 5:2 模式：5 天均衡饮食（碳水化合物 40% ~ 50%），2 天生酮饮食（碳水 <30 g）。

（2）温和生酮模式

适用于初学者的渐进式方案，每日碳水控制在 50g 以内，每日蛋白质控制在 1.2 ~ 1.5 g/kg，脂肪占比 60% ~ 70%。每周设置 1 ~ 2 天的碳水补充日，如摄入 100 g 糙米或根茎类蔬菜，避免长期极低碳水引发的甲状腺功能抑制。建议搭配坚果、深海鱼和橄榄油，补充 ω–3 脂肪酸。

（3）中医改良方案

结合体质辨证，痰湿体质可增加茯苓、薏仁等利湿食材；阳虚体质需配合肉桂、生姜温阳化气。推荐“四阶过渡法”：前两周逐步减少精制碳水，第三周引入酮体适应性训练（如晨间八段锦），第四周稳定代谢后加入间歇性禁食。

（4）监测与调整

定期检测血酮（0.5 ~ 3 mmol/L 为理想区间）、尿酮及电解质。出现乏力头晕时，可饮用淡盐水（含盐量 2 g/L）或补充镁剂。运动后建议补充支链氨基酸，防止肌肉分解。

（附）经典食谱示例

早餐：奇亚籽布丁（奇亚籽 15 g+ 椰奶 100 mL+ 亚麻籽粉 5 g）。

午餐：当归黄芪炖牛腩（牛肉 150 g+ 药膳包）+ 清炒羽衣甘蓝。

加餐：核桃仁 20 g+ 蓝莓 50 g。

晚餐：三文鱼 200 g+ 凉拌魔芋丝（魔芋结 50 g+ 芝麻油 5 g）。

（二）素食主义——营养失衡 气血不足

素食主义是一种饮食文化，越来越受到现代社会的重视和推崇。众多研究表明，素食饮食有助于预防和管理多种慢性疾病，如心脏病、糖尿病和肥胖等，尤其适合追求健康生活方式的人群。然而，也有一些人因为减脂减重慢慢走向纯素食道路，这些人往往对素食饮食不够了解，食物搭配不合理，或者出现极端倾向，容易出现代偿性食欲亢进的表现：由于营养密度不足，一段时间后会异常渴望甜食，甚至开始暴食，摄入大量高脂肪类食物，或者夜间食欲旺盛，最后对身心健康造成影响。总的来说，长期坚持素食饮食会带来多种健康风险和营养缺陷。

1. 素食的分类

（1）完全素食：这种饮食模式规避所有动物性食品，包括肉类、禽类、鱼类、蛋类、奶制品等。完全素食者通常关注伦理和环境问题，深信不应利用动物作为食物来源。

（2）奶蛋素食：该类饮食包括乳制品和蛋，是素食者中人数较多的一类。乳素食者只食用奶制品，而蛋素食者只食用蛋类。

（3）半素食：仅避免红肉（牛、羊、猪等），可以食用鱼、禽、蛋及奶类。适合那些希望减少肉类摄入，但又不完全放弃动物性食物的人。

2. 素食饮食的健康风险

（1）重要营养素缺乏：长期采用素食饮食的人群常常面临着某些重要营养素缺乏的风险，比如维生素 B_{12} 几乎只存在于动物性食品中，缺乏这种维生素会导致贫血、神经系统损伤等问题。此外，铁和锌等矿物质的摄入也可能不足，这会导致身体的抵抗力下降和疲劳感增强，对日常生活和工作产生负面影响。

（2）新陈代谢受影响：过于单一的植物性食物可能对新陈代谢产生影响，因为植物性食物通常比动物性食物含有更多的纤维和较少的蛋白质，这可能导致更长时间的饥饿感，从而影响整体的能量摄入。素食者在日常活动中的体能表现也可能受到限制，使得他们在身体锻炼时难以达到最佳状态。

（3）导致亚健康状态：缺乏某些必需营养素可能使得个体陷入亚健康状态，影响心理和身体的健康平衡。例如，某些素食者在缺乏均衡膳食的情况下可能会出现焦虑症状。研究表明，素食者在面临心理压力时更可能出现较高的抑郁和焦虑症状，这在某种程度上可能与饮食中缺乏某些脑部与情绪调节相关的必要元素有关，如不饱和脂肪酸、二十二碳六烯酸（docosahexaenoic acid，DHA）和某些维生素。心理健康的影响不容小觑，特别是对于青少年及长期严格素食的人群。

（4）影响生育能力：最新研究发现，长期坚持素食的人群中，男性的精子数量可能会大幅下降，从而影响生育能力。营养不良被认为是导致这一现象的重要原因之一，因为缺乏必要的营养素会影响精子生产和质量，如维生素 D 是一种对生育具有重要影响的营养素，许多素食者由于缺乏来自动物性食物的维生素 D 而面临着生育问题。阳光照射能够促进维生素 D 在皮肤内的合成，因此对于生活在阳光不充足地区的人群及长期待在室内的人，补充维生素 D 显得尤为重要。在这一点上，素食者需要更加关注自己的饮食，以确保摄入足够的微量元素和营养素，支持生育健康。

素食主义在某些方面具有健康益处，但也不可否认存在不少缺点。特别是对饮食的不良管理和营养摄入不足，可能对身体的多个系统产生负面影响。因此，减重人群追求素食的同时，必须重视饮食的多样性和营养均衡，以避免潜在的健康问题。真正的素食应该是经过科学规划、合理搭配的均衡膳食，这样才能真正发挥其对健康的积极作用。

3. 健康替代方案：弹性素食 + 温补气血

弹性素食：每周 3 ~ 4 天素食，搭配鸡蛋、酸奶、深海鱼等优质蛋白。

温补食材：如红枣、枸杞、黑芝麻、生姜，平衡素食的寒性。

补血养肝：多吃菠菜、黑木耳、猪肝（适量），或服用四君子汤等补气血的中医药膳。

（三）过度节食：一场“自我消耗”的减肥陷阱

1. 长期来看不吃晚餐弊大于利

在“瘦即美”的风潮下，许多人不惜以极端节食快速减重，大部分人会选择不吃晚餐或者一天一餐这种非常简单易操作的方式，甚至很多减肥成功的人士也会印证这种方式的有效性。然而长期不吃晚餐，看似是一种简单直接的减肥方式，其实对身体的健康影响是深远和复杂的。根据研究，过度节食，特别是完全不吃晚餐，不仅难以维持长期的健康体重，还可能导致多种生理和心理问题。

（1）基础代谢率的下降：人体的基础代谢率（BMR）是指在静息状态下，身体所消耗的能量，这部分能量占每日总能量消耗的 60% ~ 70%。长期不吃晚餐会导致身体为了保护自身能量而降低基础代谢率。当每日热量摄入低于基础代谢率的 70%（通常小于 1 200 kcal），身体会启动一些防御机制，如甲状腺激素 T3 下降，瘦素水平降低，使得肌肉流失，代谢循环崩塌，导致身体消耗热量的能力下降，从而影响体重管理，最终可能适得其反，甚至导致肥胖的风险增加。

（2）胃酸分泌的异常：不吃晚餐会导致胃部长时间处于空腹状态，胃酸分泌可能无规律增多，从而刺激胃壁，增加胃炎、胃溃疡等消化问题的发生率。长期的胃部不适可能会导致人们对食物产生厌恶，形成恶性循环，进一步影响胃肠道的健康。

（3）肠道菌群的失衡：肠道菌群是指寄居在我们肠道内的微生物群落，数量庞大，包含超过 100 万亿个细菌，其基因数量是人体基因的 100 ~ 150 倍，构建了一个复杂的生态系统。肠道菌群不仅参与消化与吸收，还在免疫调节、癌症防治、代谢调节等方面扮演着重要角色。有害菌的过度生长往往与不良的饮食习惯、抗生素的滥用等因素有关。当有害菌控制肠道的平衡后，会引发一系列健康问题，如腹泻、炎症等。因此，规律饮食、维持肠道菌群的平衡对健康至关重要。

（4）心理机制的影响：过度节食还可能引发或加重心理健康问题。在一些情况下，因限制性饮食导致的饥饿可能使个体出现进食障碍，例如暴食症或厌食症等。研究表明，一些限制性饮食者在紧张和情绪波动时会选择过量进食，形成恶性循环。许多人在心理压力下选择节食，追求某种理想体形。这样的心理压力不仅影响饮食行为，还可能导致情绪问题，如焦虑和抑郁。因此，饮食干预不仅需要关注饮食内容，还要关注个体的心理状态和情绪管理。

五、从中医角度看极端减肥的弊端与科学替代方案

《黄帝内经》作为中医理论基石，早在两千年前便提出“饮食有节”的养生原则，强调“五谷为养，五果为助，五畜为益，五菜为充”（《素问·藏气法时论》）的膳食平衡观。现代极端减肥法如戒碳水、纯素食等，实则是“伐其本”（《脾胃论》），违背了“五味入口，藏于肠胃”（《素问·六节藏象论》）的生理规律。李杲在《脾胃论》中警示：“胃气一虚，脾无所禀受，则四脏经络全病”，过度节食会导致“脾阳受损，运化无权”（《景岳全书》），出现气血亏虚、代谢紊乱等问题。张仲景在《金匮要略》中更明确指出：“四季脾旺不受邪”，脾胃虚弱则百病丛生。从中医视角来看，应采取以下几种科学减重方案。

第一，饮食有度，重在调和。遵循《黄帝内经》“谷肉果菜，食养尽之”的原则，建议每日饮食中碳水（五谷）占40%～50%，如糙米、燕麦等；优质蛋白（五畜）适量，如鱼肉、豆类；膳食纤维（五菜）充足，如绿叶蔬菜、菌菇。依据《本草纲目》，推荐山楂、茯苓等食材助运化，避免“膏粱厚味”伤脾胃。

第二，动静结合，升阳健脾。《诸病源候论》主张“导引行气”以宣通气血，建议练习八段锦、太极拳等传统功法，避免“久坐伤肉”

（《素问·宣明五气》）。清代《养生三要》强调“形神共养”，运动需量力而行，以微汗为度。

第三，调摄情志，避免焦虑。《丹溪心法》指出：“人身诸病，多生于郁”，减重期间可遵循《遵生八笺》的“调息凝神”法舒缓压力，切忌急功近利。

健康减重的核心在于“平衡”二字。欲速则不达，循序渐进乃长久之计。通过饮食有节、动静相宜、情志调畅的综合调理，方能实现“身轻体健，气血和畅”的理想状态。

（一）过度运动：快速减重的健康陷阱

目前，苗条身材和健康体态成为许多人的目标。为了快速减重，一些人选择高强度、长时间的运动，误以为“运动越多，瘦得越快”，盲目增加运动强度和时间，甚至超出身体承受能力，导致“过度运动”。减重不是玩通关游戏，没有“拼命就能赢”的设定。在追求快速减重的过程中，这种状态不仅无法有效减脂，反而会损害健康。你以为在燃烧脂肪，其实是在燃烧生命。过度运动不仅无法带来理想的减重效果，反而可能对身体造成严重伤害。那么，如何避免过度运动？让我们从科学和中医的角度来分析。

1. 当运动变成“自虐”，身体会怎样？

我们的身体就像个智能报警器，当你玩命运动时，它会用各种方式抗议。首先是肌肉的哀嚎：练完三天腿还像灌了铅，这其实是肌肉在哭诉："修复时间都不给，我要罢工！"其次是免疫系统天窗大开：明明没受凉却总感冒，这是因为剧烈运动后3～72小时是免疫力的"裸奔期"，病毒最喜欢这种"不设防"的身体。还有就是内分泌紊乱：女生月经失调，男生增肌越练越虚，这是因为过度运动会让激素系统像被纠缠在一起的毛线团——全乱套！最扎心的是，运动过度不仅不能加速脂肪燃烧，反而会降低其效率！过度运动会导致皮质醇激素水平升高，阻碍脂肪分解，形成"越练越难瘦"的恶性循环。就像熬夜加班效率更低一样，身体进入"省电模式"后，连基础代谢率都会偷偷下降，甚至还会对心理产生不良影响，出现注意力不集中、学习工作效率降低等情况，导致形成抵触运动的逆反心理，真是"一朝运动过量，十年不想运动"。

2. 中医视角的运动过度

中医理论认为"动能生阳，过则伤气"。适度运动可以促进气血运行，《黄帝内经》早就提出"形劳而不倦"的重要养生原则，强调身体活动与静养需相互协调，使人体在适度劳作中保持精力充沛而不至于过度损耗。

过度运动会导致气血耗伤。《黄帝内经》提出"久立伤骨，久行伤筋"。过度运动会出现腰膝酸软、精力不足等症状，其实就是肝肾亏虚的表现。《脾胃论》指出“劳倦伤脾”，过度运动会影响脾胃运化功能，表现为食欲不振、消化不良。过度运动还会出现气血两虚，表现为面色苍白、容易疲劳。

3. 科学运动“三不原则”

（1）不搞“突击战”：运动要循序渐进，采用渐进超负荷的原则，每周运动量增幅不超过 10%。如，从每天 20 分钟快走开始，比突然每天 2 小时健身房“自虐”靠谱得多。

（2）不当“单项运动员”：运动要采用多样化训练，无氧运动（如深蹲、举重等力量训练）结合有氧运动（如快走、游泳、跑步等），避免单一运动造成的局部劳损。比如长期不间断地跑步，就需要小心膝关节和踝关节的提前退休；每日的无氧举重锻炼，需要小心肌肉劳损和拉伤。因此，在运动之后还要重视身体恢复，给予身体充足的恢复时间，运动后及时补充蛋白质、碳水化合物和水。

（3）不做“熬夜斗士”：很多人非常顽强地坚持每日运动，不管身体是不是已经很疲劳，甚至深夜运动，认为“动了总比不动好”。但事实上，违背生物钟的运动反而会加重身体负担。比如曾经很流行的加班到半夜，晚上 11 点还来个夜跑。可知道你的肝脏正在抗议呢！记住运动最佳时段是晨间（早餐后 1 小时），通过适度散步或瑜伽，帮助唤醒身体，以及是傍晚（下班前后），进行主要训练，此时体温较高，运动表现更好。但是晚上 9 点后要避免剧烈运动，以免影响睡眠质量。每天要保证 7~8 小时的优质睡眠，这是肌肉修复的关键时期。每周还安排 1 ~ 2 个完全休息日，让身体充分恢复。运动是为了健康，不该成为身体的额外负担。合理规划运动时间，才能让锻炼事半功倍。

（二）泻药减肥：你以为的“捷径”其实是健康陷阱

在这个追求速效的时代，减肥市场充斥着各种“快速瘦身”的诱惑。其中，泻药减肥因其立竿见影的效果，成为不少人的“秘密武器”。但这种看似简单的方法，正在悄悄摧毁你的健康。

1. 泻药减肥的真面目

泻药原本是用于治疗便秘的医疗用品，却被错误地包装成减肥神器。它们主要通过以下几种方式发挥作用：

（1）刺激性泻药：如番泻叶、比沙可啶等，直接刺激肠道神经，引发强制性排便。

（2）渗透性泻药：如硫酸镁、乳果糖等，通过增加肠道水分来促进排便。

（3）容积性泻药：如欧车前等膳食纤维类，本是最温和的一类，但常被不法商家混入刺激性成分。

泻药减去的只是水分和肠道内容物，而非脂肪。就像把浴缸的水放掉，看起来水位下降了，但实际上浴缸本身的重量丝毫未减。

2. 泻药减肥的危害

（1）电解质失衡危机：每一次腹泻都在洗劫你体内的钾、钠、镁等重要电解质。轻则乏力头晕，重则可能引发致命的心律失常。

（2）肠道功能永久损伤：长期使用泻药会让肠道产生依赖性，最终发展为“惰性结肠”，你的肠道就像被宠坏的孩子，失去自主排便的能力。更可怕的是，结肠黑变病的风险显著增加，这是一种可能癌变的病变。

（3）营养掠夺：腹泻不仅带走废物，更会抢走你摄入的营养。钙质流失导致骨质疏松，铁质缺乏引发贫血，脂溶性维生素不足影响免疫功能等。

（4）代谢紊乱：内分泌失调、基础代谢率下降、经期紊乱。最终结果可能是越减越肥的恶性循环。

（5）心理依赖：大量使用减肥泻药会导致很多人陷入“暴食—泻药”的怪圈，发展出类似进食障碍的心理问题。

（6）肝肾负担：泻药中包含的化学物质需要肝脏代谢、肾脏排泄，长期使用会导致肝肾功能的明显下降。

（7）肛门直肠伤害：频繁腹泻就像持续冲刷敏感区域，痔疮、肛裂等问题会接踵而至。

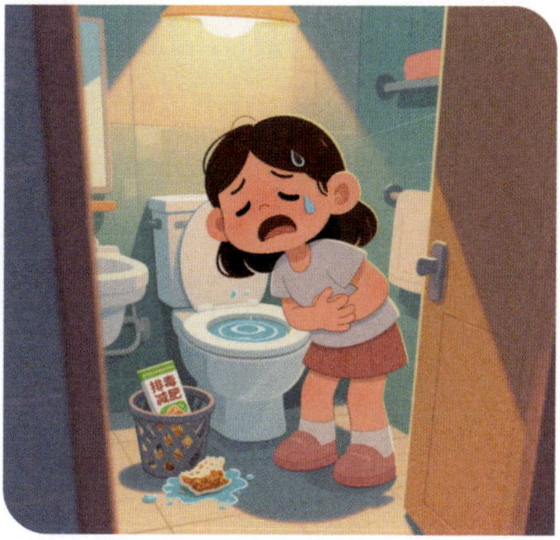

排毒减肥药，吃了让你肚子闹！

任何承诺“快速减肥”的产品都值得怀疑，健康减重的合理速度是每周不超过 1 kg。市面上很多“排毒养颜”产品实际都添加了泻药成分，自己的身体不是敌人，不需要用泻药来“惩罚”。减肥最珍贵的不是终点的数字，而是减肥过程中收获的健康习惯，是真正健康科学的生活方式，而非伤害性的捷径。拒绝泻药诱惑，选择可持续的健康之路，这才是真正的健康减肥。

（三）利拉鲁肽：不是人人都能打的“减重针”

近年来，一种名为利拉鲁肽的药物在全球减肥市场掀起热潮。原本用于治疗 2 型糖尿病的它，因其显著的减重效果被冠以“减重针”“减重神药”的美名。但在这股热潮背后，很多人并不了解它的起源、作用机制及潜在风险。

利拉鲁肽源自一种美洲毒蜥的唾液，科学家发现其中含有一种特殊物质能刺激胰岛素分泌，诺和诺德公司研发出胰高血糖素样肽 -1（glucagon-like peptide-1，GLP-1）类似物，即利拉鲁肽，并于 2010 年获 FDA 批准用于治疗 2 型糖尿病。在治疗的临床试验中，研究者注意到患者体重明显下降这一“副作用”，进一步促使诺和诺德开展专项研究。2014 年，高剂量的利拉鲁肽被正式批准用于肥胖症治疗，成为首款减重药。到目前为止，利拉鲁肽的成功催生了更多类似药物，如司美格鲁肽，其减重效果更为显著。

利拉鲁肽通过模拟 GLP-1 激素发挥作用，可以作用于下丘脑的饱食中枢，增强饱腹感，减少对高热量食物的渴望，尤其是甜食和油炸食品，同时，利拉鲁肽可以延缓胃的排空，使食物在胃内停留时间延长，减少餐后血糖波动，避免出现“饿怒症”。并且，利拉鲁肽可以改善胰岛素敏感性，减少肝脏糖异生，促进脂肪分解。有数据分析发现，利拉鲁肽被用于治疗糖尿病，平均减重为 4% ~ 6%，而用于减肥剂量时平均减重可达 5% ~ 10%，并且配合饮食运动减重可达 15%。

尽管利拉鲁肽相对安全，确实能帮助减重，但却有着严格的适用人群限制：仅建议 BMI ≥ 30，或 BMI ≥ 27 合并慢性病患者使用。如果滥用或超剂量使用可能引发严重问题。最常见的为胃肠道反应，约40%的人群会出现恶心、呕吐，伴有腹泻或便秘，部分患者会患胰腺炎。利拉鲁肽超量会导致人的代谢系统改变，导致低血糖，并且与胰岛素等其他药物联用时会提升患恶状腺细胞肿瘤的风险。同时，利拉鲁肽还会导致患者的心率增加，较为严重的患者可出现心力衰竭。长期使用也会导致患者出现心理问题，部分患者使用利拉鲁肽后曾出现抑郁和自杀的念头，停药后一段时间症状会逐步好转，但具体机制还不明确。因此，利拉鲁肽的使用必须严格评估适用人群，需由医生进行专业评估后开具处方。甲状腺髓样癌病史、胰腺炎活动期等患者禁止使用利拉鲁肽，使用时必须由低剂量开始逐步增加，定期监测体重、血糖、甲状腺功能，合理饮食，如进食高蛋白、低血糖生成指数的碳水化合物、充足膳食纤维，并结合生活方式干预，如科学运动，充足睡眠（保证 7 小时以上）等。拉鲁肽与其他减肥方法的对比见表 11。

表 11　利拉鲁肽与其他减肥方法对比

方法	利拉鲁肽	传统节食	代谢手术
减重幅度	5%~15%	3%~8%	20%~35%
副作用	胃肠道反应	营养不良	手术风险、并发症
可持续性	长期用药	易反弹	永久性改变
费用	较高（约 4 000 元 / 月）	低	极高

健康减重的黄金法则

合理预期：每周减重不超过 1 kg。

营养均衡：每天摄入足量蛋白质、膳食纤维。

科学运动：每周 150 分钟中等强度运动。

充足睡眠：保证 7 小时以上优质睡眠。

（四）吸脂与缩胃手术：走出减重手术误区

在“以瘦为美”的审美趋势下，吸脂手术和缩胃手术成为许多人眼中的终极解决方案。然而，缩胃手术并非适合所有人，其风险常被严重低估。

1. 科学看待吸脂手术

吸脂手术是一种通过物理方式直接移除身体脂肪的医疗手段。其发展历程可追溯至 20 世纪 20 年代，当时法国医生首次尝试用手术刮除脂肪，但因感染风险过高而未能推广。直至 20 世纪 80 年代，随着钝头抽吸管技术的发明，现代吸脂手术的基本技术框架才得以确立。进入 21 世纪后，虽然出现了激光、超声等辅助技术，但手术的核心原理始终未变，都是通过物理手段直接移除脂肪细胞来实现塑形目的。

吸脂手术虽然能快速改善体型，但并非毫无风险。常见并发症包括感染、出血、血肿和血清肿等，严重时可能引发败血症。手术还可能导致皮肤凹凸不平、色素沉着或感觉异常等外观问题。更危险的是可能引发脂肪栓塞综合征——被破坏的脂肪细胞进入血管，可能引发肺栓塞甚至危及生命。麻醉风险也不容忽视，特别是对心血管疾病患者而言。术后还可能出现深静脉血栓、器官穿孔等严重问题。

从中医理论来看，吸脂手术是一种“治标不治本”的干预手段，与中医整体调理的理念存在根本差异。吸脂手术虽然直接移除脂肪组织，但未能调理内在的脾胃运化功能，犹如“斩草不除根”，容易复发。因此，吸脂手术并不能替代健康减重，吸脂后若饮食不节、起居无常，新的痰湿很快又会积聚，脂肪仍会重新堆积在其他部位，甚至复发堆在吸脂部位。因此，选择吸脂手术必须慎重，务必在正规医疗机构由专业医生操作，并做好充分术前评估和术后护理。

2. 科学看待缩胃手术

缩胃手术是一种通过改变胃部结构来实现减重效果的医疗手段。其发展历程始于20世纪50年代，当时医生发现切除部分胃部能带来显著的减重效果，但因手术风险较大而未能广泛应用。直到20世纪90年代腹腔镜技术的成熟，微创缩胃手术才得以推广。进入21世纪后，随着手术方式的不断改良，逐渐发展出多种相对安全的术式。

从手术原理来看，缩胃手术主要通过改变胃部容积和消化道结构来限制食量，减少营养吸收。目前主流的手术方式包括三种，袖状胃切除术通过切除约80%的胃部，将胃改造成细长的“袖子”形状，既限制进食量又保留正常消化功能；胃旁路手术则通过建立小胃囊和肠道改道，既限制摄入又减少吸收；可调节胃束带术通过在胃上部放置可调节束带来控制进食量，具有可逆性的特点。这些手术方式虽然操作原理不同，但都是通过改变消化系统的解剖结构来实现减重目的。

缩胃手术虽然能够快速减轻体重，但其潜在的危害不容忽视。从现代医学角度来看，这类手术可能导致一系列并发症，包括术后早期的吻合口瘘、出血以及深静脉血栓形成等风险，其中吻合口瘘的发生率为1%～5%，而2%～3%的患者因术后出血需要二次手术。从长远来看，患者常面临营养缺乏的问题，缺铁性贫血的发生率高达45%，胃食管反流症状在袖状胃切除术后患者中可达15%～30%。更值得注意的是，术后5年内有20%～30%的患者会出现不同程度的体重反弹现象。

从中医理论出发，这种手术方式存在着更深层次的健康隐患。中医认为，缩胃手术直接破坏了“胃主受纳”这一重要的生理功能，影响了人体对水谷精微的正常吸收和转化。还会造成气血损耗，导致正气亏虚，还违背了“六腑以通为用”的基本生理特性。这种对脾胃系统的干预，从根本上动摇了“脾胃为后天之本”的中医理论基础，可能引发一系列连锁反应，影响整体健康状态。这种通过改变解剖结构来达到减重目的的方法，虽然短期见效快，但未能从根本上调理造成肥胖的内在体质因素，如脾虚湿盛、痰浊内阻等病机，因此难以实现真正意义上的健康减重。三种缩胃手术的对比见表 12。

表 12　三种缩胃手术的对比

类型	原理	减重效果	特点
袖状胃切除术	切除 80% 胃体，保留肠道	3%~8%	不改变吸收，饥饿素减少
胃旁路手术	胃容量缩小 + 部分小肠旷置	营养不良	吸收不良，需终身补充维生素
胃束带术	胃上部放置可调节束带	易反弹	可逆，效果较差

3. 缩胃手术的认知误区

在追求健康与美的道路上，越来越多深受肥胖困扰的人将减肥手术视为希望之光。然而，由于对这一领域缺乏全面了解，不少人陷入了各种各样的误区。

误区一：减肥手术是“懒人减重法”

很多人认为，做了减肥手术就可以不费吹灰之力地瘦下来，从此可以继续保持高热量、高脂肪的饮食习惯，也不用运动。但实际上，减肥手术绝非“一劳永逸”的捷径。它只是通过改变胃肠道结构，减少食物的摄入与吸收，从而帮助患者减轻体重。术后，患者仍需遵循严格的饮食计划，从流食、半流食逐渐过渡到软食、正常饮食，并且要严格控制食物的分量和营养搭配。同时，适度的运动同样不可或缺。只有将手术与健康的生活方式相结合，才能达到理想且持久的减重效果。

误区二：减重手术适合所有人

并非所有肥胖者都适合接受减重手术。一般来说，手术主要适用于重度肥胖（BMI ≥ 32.5）且伴有严重肥胖相关疾病（如 2 型糖尿病、高血压、睡眠呼吸暂停综合征等），经过长期生活方式干预和药物治疗效果不佳的患者。对于 BMI 在 27.5 ~ 32.5，同时患有 2 型糖尿病，且糖尿病病程较短、胰岛功能尚存的患者，也可在医生综合评估后考虑手术。而未成年人、孕妇、患有严重精神疾病或无法耐受手术的其他患者，是不适合进行减肥手术的。因此，在考虑手术前，一定要进行全面的身体检查和专业评估，由医生判断是否符合手术指征。

误区三：减重手术没有风险

任何手术都存在一定风险，减肥手术也不例外。虽然随着医疗技术的不断进步，手术的安全性有了很大提高，但仍然可能出现如出血、感染、吻合口瘘、营养不良等并发症。术后，由于胃肠道结构和功能的改变，患者可能会面临一些营养问题，如维生素和矿物质缺乏等，需要长期补充相应的营养制剂。此外，还有部分患者可能出现体重反弹、心理问题等。所以，患者在决定手术前，一定要充分了解手术风险，与医生充分沟通，权衡利弊后再做决策。

误区四：减重手术后能立刻看到显著效果

减肥手术并非“魔术”，术后体重下降需要一个过程。在术后初期，体重可能下降较快，但随着时间推移，下降速度会逐渐放缓。而且，每个人的身体状况和恢复情况不同，减重效果也会存在差异。

减肥手术是帮助肥胖患者改善健康状况、减轻体重的有效手段，但只有走出这些误区，理性看待手术，才能让它真正发挥作用。

在这个追求速效的时代，我们必须清醒认识到，所有号称“快速减肥”的方法，本质上都是在和身体做危险交易。泻药减去的只是水分，留下的却是受损的肠道功能；“减重针”带来的体重下降，可能伴随着难以预料的代谢紊乱；减重手术虽然效果显著，却需要承担不可逆的手术风险和终身的营养管理。这些方法就像信用卡消费——看似当下轻松，实则透支着未来的健康。与其追求立竿见影的效果，不如培养三个核心习惯：

（1）像安排工作会议一样规划饮食。

（2）把运动变成日常生活的一部分。

（3）给身体足够的修复时间。

记住：真正的减肥不是惩罚身体，而是学会与身体合作。当你用耐心和科学的方法对待体重管理时，收获的不仅是理想的体型，更是长久的健康活力。毕竟，健康的体重管理不是短跑冲刺，而是一场需要持久耐力的马拉松。

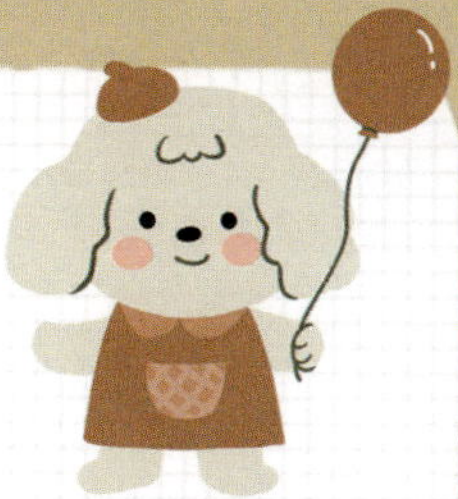

打卡手账

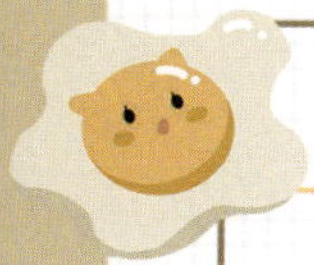

第七章

肥胖相关病症

"双下巴、黑脖子、富贵包、水桶腰、大象腿、呼噜震天响、走路起像哮喘急性发作"，是一名合格的"胖子"标准特征。我们将用科学的中医理论知识解释这些让胖人深受其害的特征。

一、别小看你的"肉色高领毛衣"——双下巴的健康警示

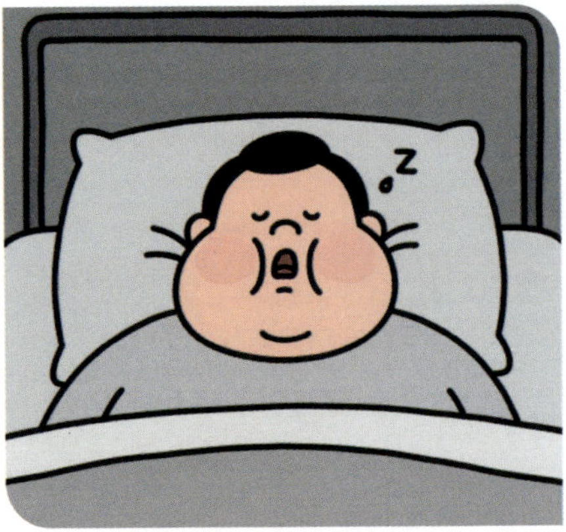

胖人双下巴，呼吸不畅鼾声炸

你可能不知道，双下巴不仅影响颜值，更是身体发出的健康警报！当颈部脂肪堆积形成双下巴时，就像给气管套上了一个"橡皮圈"。特别是平躺睡觉时，这些脂肪会像沙袋一样压住咽喉，让气道变得只有筷子那么细，这就是为什么有些人打呼噜会像打雷一样响。

更严重的是，肥胖人群咽喉部位的脂肪堆积会形成"脂肪垫"，直接挤压气管空间。如果呼吸暂停导致大脑缺氧 30 秒，脑细胞就会开始受损；如果缺氧达到 3 ~ 5 分钟，就可能造成不可逆的脑损伤。这种情况在医学上称为"睡眠呼吸暂停综合征"。

【中医智慧解读】

中医把这种情况叫作“鼾症”，认为主要诱因是体内痰湿太重（脾功能不好，就像排水系统堵塞）、气机运行不畅（肺功能受影响，像通风系统出了问题）。

【自测小清单】

如果你有双下巴且伴有以下症状，要特别注意：

✓ 白天总是犯困

✓ 晨起头痛

✓ 夜间频繁醒来

✓ 夜间鼾声如雷

【日常改善小贴士】

✓ 饮食调整：

多吃：薏米红豆粥、冬瓜汤（帮助排水）

少吃：油炸食品、甜食、酒精（加重痰湿）

✓ 简单运动：

每天吹气球 3 分钟（锻炼咽喉肌肉）

练习八段锦“调理脾胃须单举”（视频跟练很方便）

✓ 睡眠建议：

尽量侧睡（可以背后放个枕头防止平躺）

枕头高度要适中（一拳半高最合适）

【重要提醒】双下巴可能是其他疾病的“烟雾弹”。如果双下巴伴随以下情况，一定要及时就医检查：

❗ 吞咽时颈部有明显肿块：可能存在甲状腺肿大。

❗ 长期用嘴呼吸：需排查鼻咽部病变，如鼻炎 / 腺样体肥大。

❗ 颈围超标（男性超过 40 cm，女性超过 36 cm）：颈围超标者尿酸升高风险增加 2 倍，须查血检测尿酸水平，警惕痛风。

二、当心你的“黑脖子”——可能是健康亮红灯的信号！

部分肥胖人群的脖子、腋下等皮肤皱褶处出现了异常的发黑、变厚，这些部位看起来像没洗干净一样，摸起来粗糙如天鹅绒，甚至可能出现小疙瘩。这可不是普通的皮肤问题，医学上称之为“黑棘皮病”，是身体发出的重要健康警报。“黑脖子”是黑棘皮病的一种表现。这种特殊的皮肤变

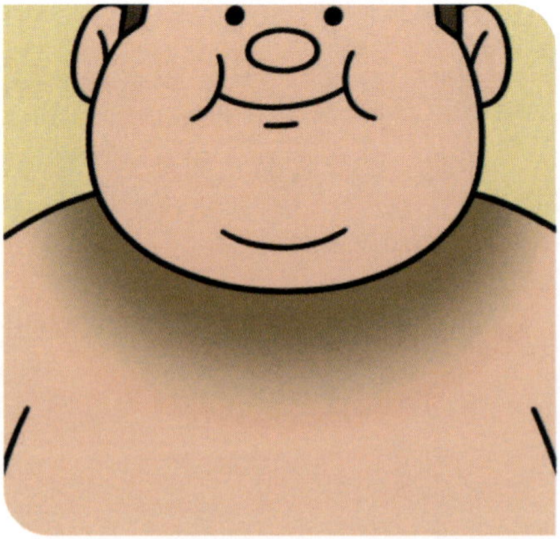

脖子黑沉沉，隐患在扎根

化就像身体的“报警器”，可能预示存在胰岛素抵抗、糖尿病、内脏恶性肿瘤、多囊卵巢综合征、代谢综合征等疾病。

糖尿病或糖尿病前期：约 60% 的黑棘皮病患者存在胰岛素抵抗，这是糖尿病的早期信号。数据显示，有黑棘皮病的人患 2 型糖尿病的风险是普通人的 5 ~ 10 倍！

多囊卵巢综合征：特别是伴有月经不调、体毛增多的年轻女性要格外注意。30% ~ 50% 的多囊卵巢综合征患者会出现黑棘皮病。

代谢综合征：包括高血压、高血脂、高血糖和中心性肥胖。

某些内脏肿瘤：极少数情况下，突然出现的黑棘皮病可能是胃癌、肝癌等内脏恶性肿瘤的皮肤表现。

【中医智慧解读】

中医将这种现象与“脾瘅”“消渴”联系起来，有着独到的见解，认为脾胃就像身体的“食品加工厂”，当它超负荷运转时（饮食不节），就会产生大量代谢垃圾（痰湿），这些痰湿堆积在皮肤下，就形成了我们看到的黑脖子。

早在 2 000 多年前，《黄帝内经》就指出：“数食甘美而多肥也……转为消渴”，这与现代医学的胰岛素抵抗理论不谋而合。中医认为，这种体质的人常伴有“脾虚湿盛”的表现，具体表现为舌苔厚腻等症状。

【自测小清单】

请对照以下情况，情况符合越多越要警惕：

✓黑脖子 + 近期体重明显增加（尤其是腰围变粗）

✓黑脖子 + 经常口渴 / 多尿 / 容易饿

✓黑脖子 + 女性月经紊乱（周期不规律、量少）

✓黑脖子 + 血压 / 血脂异常（体检报告异常）

✓黑脖子 + 皮肤容易长小肉赘（软纤维瘤）

【日常改善小贴士】

✓饮食革命

多吃“代谢清洁工”：苦瓜（清热）、山楂（消食）、薏米（利湿）。

远离“代谢杀手”：含糖饮料、精制碳水、反式脂肪。

中医食疗方：黄芪山药粥（补气健脾）、冬瓜荷叶汤（利湿降脂）。

✓运动处方

有氧运动：每天快走 30 分钟（可分次完成），相当于给代谢系统“重启”。

抗阻训练：每周 2 次哑铃或弹力带练习，提升肌肉代谢能力。

办公室微运动：每小时做 1 分钟靠墙静蹲或提踵练习。

✓ 监测要点

每月测量腰围（男性、女性分别超过 90 cm、85 cm 即为超标）。

每 3 个月检测空腹血糖（正常应＜ 6.1mmol/L）。

观察皮肤变化：用手机定期拍照对比。

【重要提醒】

必须就医的红色警报，以下情况请立即就诊：

❗ 黑脖子在 1~2 个月内快速加重

❗ 伴有不明原因体重下降（未刻意减肥却瘦了）

❗ 皮肤出现溃疡、破损且长期不愈合

❗ 同时存在持续性腹痛、食欲减退等症状

【特别提醒】

不要尝试用搓澡、美白产品处理黑脖子，治标不治本。

儿童出现黑脖子更要重视，可能是早发性代谢问题。

减肥确实能改善症状，但需要科学方法，切忌极端节食。

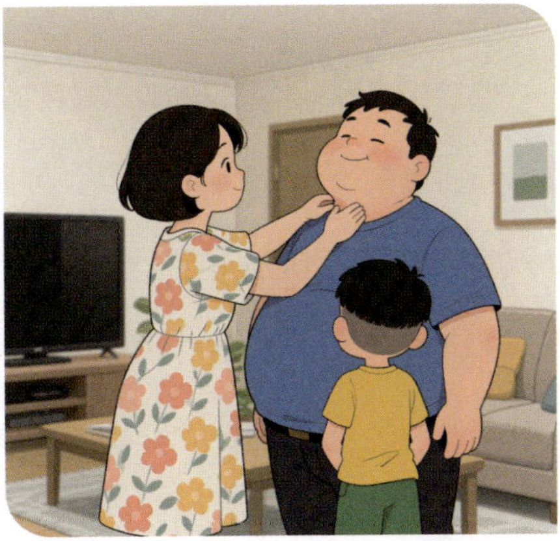

家人脖子勤查看，健康危机早防范！

记住：黑脖子不是简单的皮肤问题，而是身体代谢系统发出的“求救信号”！就像汽车仪表盘上的警示灯，提醒你需要及时“检修”身体了。从现在开始，关注这个容易被忽视的健康信号，采取行动，守护自己和家人的健康！

（小贴士：分享给家人，一起检查脖子是否有变黑的现象，特别是正在青春期的孩子和中年发福的人群，早发现早干预最重要！）

三、“水桶腰”和“啤酒肚”

亲爱的读者，当您系皮带时是否发现扣眼越来越往外移？洗澡时低头看不见自己的脚尖？这些看似普通的身体变化，其实是身体在向你发出健康警报。今天，让我们一起来深入了解这个困扰现代人的腰腹问题。

肥胖千万种，肚腩是祸首。过度的腰腹部肥胖会加剧脂肪肝风险，腹部脂肪过多，尤其是内脏脂肪，可损害肝脏，诱发脂肪肝。内脏脂肪就像肝脏的“窒息面具”，会直接损害肝细胞功能。临床数据显示：腰围每增加 1 cm，脂肪肝风险上升 3%；腰围超过标准 10 cm 的人群，脂肪肝患病率高达 65%；重度脂肪肝患者 10 年内肝硬化风险达 15% ~ 20%。

腹部脂肪是癌症的“温床”，使得癌症风险增高。相关研究显示，腰腹肥大人群胃癌风险较正常人群增加 2.5 倍，结肠癌风险增加 3 倍，肝癌风险增加 2.8 倍，胰腺癌风险增加 1.7 倍。

此外，腰腹肥大还会诱发心血管危机，大肚腩让心脏“负重前行”，使得高血压风险增加 2 ~ 3 倍，冠心病发病率提升 40%。每增加 5 cm 腰围，心血管疾病造成的死亡率便上升 17%。

腹部脂肪干扰新陈代谢与糖分消耗，是糖尿病的“导火索”和“敲门砖”，使得胰岛素抵抗风险提升 50%。空腹血糖每升高 1 mmol/L，糖尿病风险增加 33%。腰臀比每增加 0.1，糖耐量异常风险上升 75%，会提升胰岛素抵抗性，增加糖尿病风险。

【中医智慧解读】

中医将腹部肥胖归为“痰核”范畴，并有着深刻的认识。①脾虚失运：脾就像身体的“物流中心”，负责运输营养和代谢废物，当脾虚时，相当于物流系统瘫痪，代谢废物堆积成痰湿，表现为食欲不振、饭后腹胀、大便粘腻；②肝郁气滞：肝主疏泄，如同城市的“交通指挥系统”，肝郁时气机不畅，就像早晚高峰的大堵车，表现为情绪烦躁、两胁胀痛、月经不调；③肾阳不足：肾阳是身体的“供暖系统”，推动水液代谢，肾阳虚时，代谢减慢，脂肪容易堆积，表现为畏寒怕冷、腰膝酸软、夜尿频繁。古籍《黄帝内经》有言：“肥贵人，则膏粱之疾也”，这与现代医学的代谢综合征理论惊人吻合。元代医家朱震亨更明确指出：“肥人湿多，瘦人火多”。

【自测小清单】

✓ 基础指标

☐ 腰围测量（男性≥ 90 cm，女性≥ 85 cm 记 1 分）

☐ 体重指数 BMI ≥ 24（记 1 分）

☐ 血压≥ 130/85 mmHg（记 1 分）

✓ 日常症状

☐ 经常饭后腹胀、打嗝（记 1 分）

☐ 容易疲劳、嗜睡（记 1 分）

☐ 大便粘腻、不易冲净（记 1 分）

☐ 舌苔厚腻、有齿痕（记 1 分）

☐ 夜间打鼾严重（记 1 分）

✓ 评分结果

3 分以下：潜在风险，需要关注。

4~6 分：中度风险，建议干预。

7 分以上：高风险，急需就医检查。

【日常改善小贴士】

✓ 饮食革命

推荐食谱：

- 早餐：山药小米粥、蒸南瓜
- 午餐：清蒸鱼、凉拌木耳、杂粮饭
- 晚餐：冬瓜薏米汤、蒸鸡胸肉
- 加餐：山楂陈皮茶、茯苓饼

✓ 饮食禁忌

- 严格限制：油炸食品、含糖饮料、酒精
- 适量控制：精白米面、加工肉制品

✓ 实用技巧

- 餐前喝碗清汤，减少主食摄入
- 用小号餐具，控制单次进食量
- 细嚼慢咽，每口咀嚼 20 ~ 30 次

✓ 运动处方

必做项目

- 八段锦第三式“调理脾胃须单举”，早晚各 1 次
- 每天快走 6 000 步（约 1 小时）

进阶训练

- 抗阻力训练：每周 2 次，每次 30 分钟
- 高强度间歇训练：每周 1 次，20 分钟

办公室运动

- 每小时做 1 分钟靠墙静蹲
- 接电话时起身走动
- 用楼梯代替电梯

✓ 生活调理

作息建议

- 黄金睡眠时间：晚上 11 点前入睡
- 午间小憩：13 ~ 14 时，20~30 分钟

晨起程序

- 空腹一杯温水（促排便）
- 仙人揉腹法：顺时针 50 圈 + 逆时针 50 圈

睡前准备

- 热水泡脚 15 分钟（水位过三阴交）
- 推腹按摩：从胸骨下至耻骨联合

【必须就医的红色警报】

出现以下情况请立即就诊：

❗ 持续腹痛超过 2 小时不缓解

❗ 大便带血或颜色发黑

❗ 皮肤巩膜发黄持续 3 天以上

❗ 短期内体重下降超过 5%

❗ 出现不明原因贫血

【特别提醒】

常见误区：

束腰带不能减少内脏脂肪

局部运动无法针对性减肚子

减肥茶可能导致电解质紊乱

重点人群：

儿童腹部肥胖要特别重视

更年期女性需关注腰围变化

长期应酬人群要定期体检

科学减重：

合理目标：每周减重 0.5~1 kg

关键指标：腰围每月减少 1~2 cm

成功标志：腰带扣眼内移

记住：大肚腩不是成功的象征，而是健康的“警示灯”！就像汽车的油表报警，提醒你需要及时“保养”身体了。从今天开始，和家人一起：

✓ 每周测量一次腰围

✓ 每月做一次体重记录

✓ 每季度进行一次体检

让我们用科学的方法，守护全家人的健康！

（健康小贴士：在冰箱上贴张腰围记录表，每次开冰箱时都能提醒自己哦！）

四、警惕“大象腿”——下肢肥胖隐藏的健康危机

“大象腿”通常是指腿部较粗，形状类似于大象的腿。雌激素分泌过量会导致下半身肥胖，可见女性出现大象腿的几率更大，从而会增加臀部以及大腿部位的脂肪囤积量。当您的体重上升后，是不是会发现牛仔裤越来越难穿上，或者久坐后小腿出现明显压痕？这可能不仅仅是身材走样的信号，而且是身体在向您发出健康警报！今天，让

我们一起来了解下肢肥胖背后的健康隐患。

“大象腿”会导致静脉疾病风险增加。下肢就像身体的“第二心脏”，负责血液回流。数据显示，大腿围每增加 5 cm，静脉曲张风险上升 28%，严重者还可出现深静脉血栓，致命性肺栓塞风险增加 3 倍。虽然膝关节最多能承受的压力是体重的 3 ~ 5 倍，但体重每增加 1 kg，膝关节磨损速度就会加快 10%，因此肥胖人群骨关节炎发病率是正常体重者的 4 倍。下肢肥胖也会造成淋巴循环障碍，使得下肢水肿发生率提升 40%，而慢性淋巴回流不畅可导致“象皮腿”，皮肤凹凸不平，严重者可能出现反复的皮肤感染。

【中医智慧解读】

《黄帝内经》指出：“清阳实四肢，浊阴归六腑”，明确阐述了肢体与脏腑的关系。元代医家朱震亨也提出：“肥人湿多，瘦人火多”，指出体质与病理特点的关联。

中医将下肢肥胖归为“湿浊下注”范畴。①脾虚湿盛：脾失健运，湿浊下注，如同“污水沉积”，表现为下肢沉重、水肿，朝轻暮重，舌体胖大，边有齿痕。②肾阳不足：肾阳亏虚，气化无力，好比“锅炉火力不足”，脉象沉细无力。③肝郁气滞：气机不畅，血行受阻，类似“交通堵塞”，表现为情绪波动、经前乳胀，舌质暗紫，或有瘀斑。

【自测小清单】

✓ 基础测量：

☐ 大腿围≥ 60 cm（女性）或≥ 65 cm（男性）

☐ 踝围≥ 22 cm（女性）或≥ 24 cm（男性）

☐ 下肢指压凹陷超过 2 秒恢复

✓ 日常症状：

☐ 久坐后下肢明显肿胀

☐ 下午鞋子变紧

☐ 皮肤出现“橘皮样”改变

☐ 静脉显露或曲张

☐ 夜间小腿抽筋

✓ 危险评分：

3 项以上：需要立即干预

5 项以上：建议专科就诊

【关联疾病警示】

1. 静脉曲张：

早期表现：下肢沉重感、蚁走感

进展症状：静脉迂曲扩张、皮肤色素沉着

中医病机：气滞血瘀，脉络不畅

高危人群：长期站立职业者、孕妇

2. 骨关节炎：

典型症状：关节晨僵，活动后减轻

疼痛特点：上下楼梯时加重

中医认识：肝肾亏虚，筋脉失养

预防关键：控制体重，适度运动

3. 淋巴水肿：

特征表现：凹陷性水肿，皮肤增厚

发展过程：从踝部向上蔓延

中医辨证：脾肾阳虚，水湿内停

常见诱因：手术、感染、肿瘤

4. 代谢综合征：

预警信号：腰围增粗合并下肢肥胖

核心问题：胰岛素抵抗

中医称谓："脾瘅"，属痰湿范畴

干预重点：生活方式综合管理

【日常改善小贴士】

1. 科学运动方案：

必做项目：

- 水中运动（游泳、水中漫步）：每周 3 次
- 靠墙静蹲：每天 3 组，每组 30 秒

日常活动：

- 每坐 1 小时起身活动 5 分钟
- 工作间隙做踮脚运动 30 次

禁忌注意：

- 避免突然剧烈跑跳
- 爬山要控制强度和时间

2. 饮食调理要点：

推荐食材：

- 利湿：赤小豆、薏苡仁、冬瓜皮
- 活血：山楂、黑木耳、玫瑰花
- 补气：山药、莲子、芡实

饮食禁忌：

- 限制高盐食品（腌制、加工食品）

- 控制高糖饮料和酒精

食疗方推荐：

- 赤小豆鲤鱼汤：每周 2 次
- 山楂陈皮茶：每日 1 杯

3. 日常护理技巧：

体位管理：

- 休息时抬高下肢 15 ~ 20 cm
- 避免长时间交叉双腿

压力治疗：

- 穿戴医用弹力袜（晨起前穿上）
- 由下向上按摩下肢

温度调节：

- 避免长时间热水泡脚
- 冬季注意下肢保暖

【必须就医的红色警报】

出现以下情况请立即就诊：

❗ 单侧下肢突然肿胀

❗ 皮肤发红发热伴疼痛

❗ 溃疡经久不愈

❗ 呼吸困难合并下肢肿胀

❗ 夜间阵发性呼吸困难

【特别提醒】

1. 常见误区：

利尿剂不能解决肥胖性水肿

局部减肥霜效果有限

过度节食可能加重水肿

2. 重点人群：

产后女性要预防下肢静脉疾病

更年期女性需关注骨关节保护

长期坐班族要加强下肢活动

3. 科学管理：

合理目标：大腿围每月减少 1 ~ 2 cm

关键指标：踝围变化情况

成功标志：下午下肢水肿减轻

记住：健康的下肢是生命的“支柱”！从今天开始，请：

✓ 每天做 10 分钟下肢运动

✓ 每周测量一次大腿围

✓ 每季度检查一次下肢血管

让我们用科学的方法，守护“立足之本”的健康！

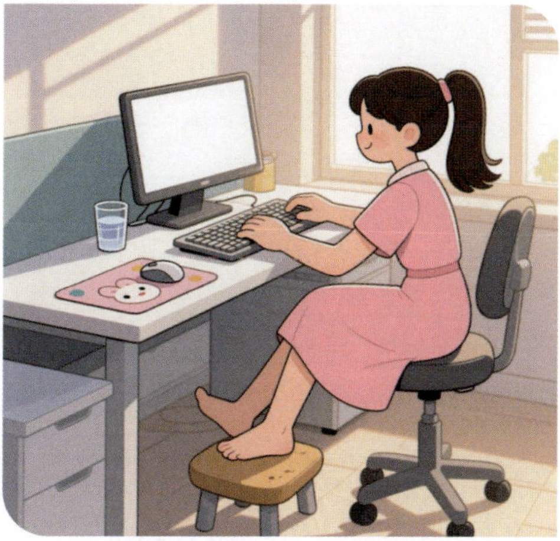

在办公桌下放个小凳子，
工作时可以交替抬高下肢哦！

打卡手帐

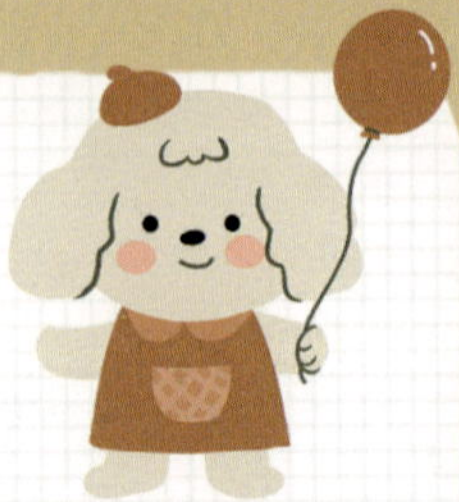

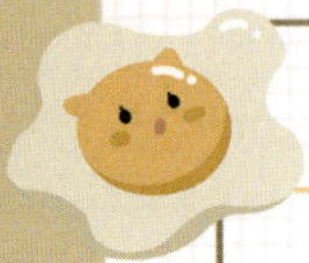

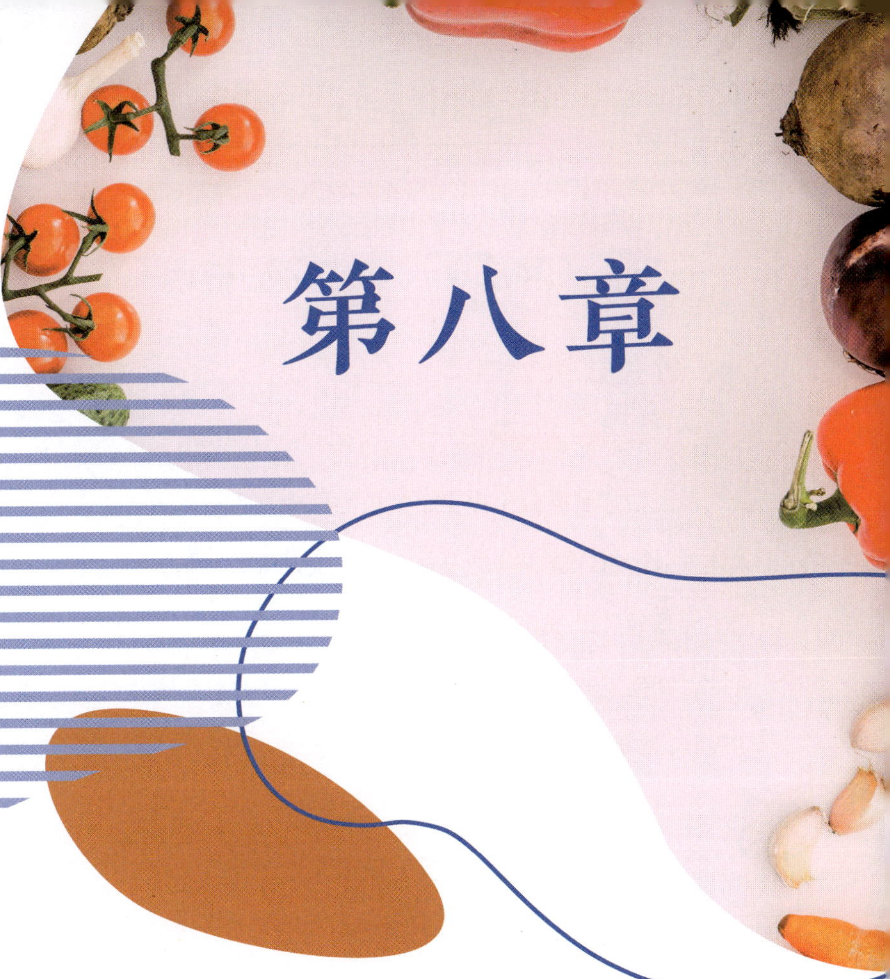

第八章

附录

附录 1　减重疗法指南

一、针灸疗法

1. 针灸减肥的原理

针灸治疗肥胖效果突出，其核心原理是通过刺激特定穴位，调节人体气血运行、脾胃功能及内分泌系统，从而达到减脂塑形的效果。它主要是通过以下几个方面达到减肥的效果：①调节胃肠功能，抑制食欲；②促进脂肪代谢，加速能量消耗；③改善肠道微生态，减少脂肪吸收；④调节情绪，减少压力性进食。

2. 针灸减肥常用穴位

简单来说，针灸减肥不是扎哪瘦哪，而是通过刺激全身的穴位来科学减肥。下面是一些常用的减肥穴位和它们的作用：

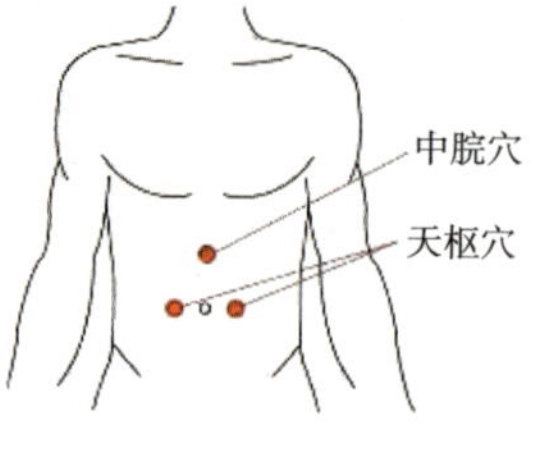

中脘穴和天枢穴

（1）肚子上的穴位（调理肠胃，减少脂肪堆积）

①中脘穴（肚脐上方约 4 指宽）：帮助消化，减少肚子上的脂肪。适合容易胀气、消化不好的“苹果型”身材。

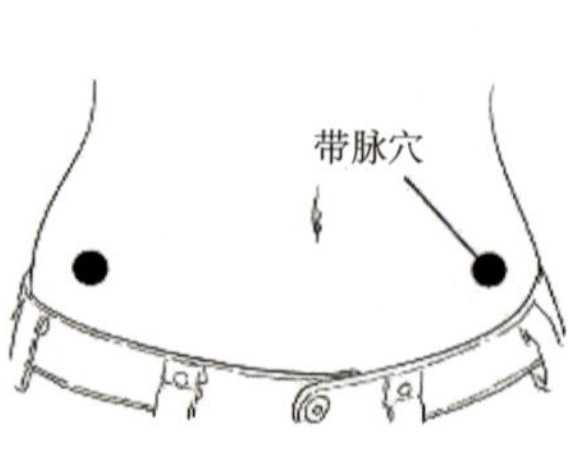

带脉穴

②天枢穴（肚脐两侧约 2 指宽）：促进排便，改善便秘，减小肚腩。适合长期

便秘、小腹突出的“湿气重”的人。

③带脉穴（腰部两侧）：收紧腰腹，改善“游泳圈”，特别适合久坐的人。

（2）腿上的穴位（加快代谢，祛水肿）

①足三里（膝盖下方约 4 指宽）：增强消化功能，提高代谢，被称为“减肥必备穴”。

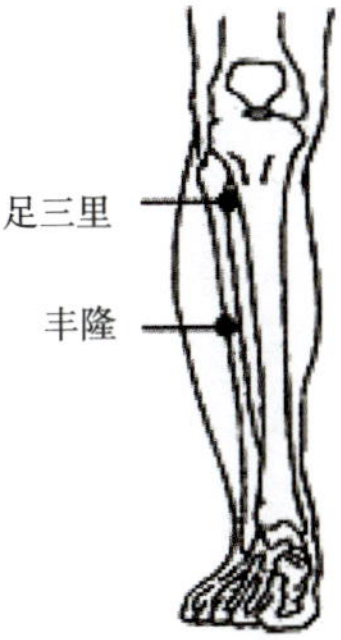

足三里穴和丰隆穴

②丰隆穴（小腿外侧）：祛湿化痰，适合“喝水都长胖”的人。

③三阴交（脚踝内侧）：调节内分泌，改善女性因激素问题导致的肥胖。

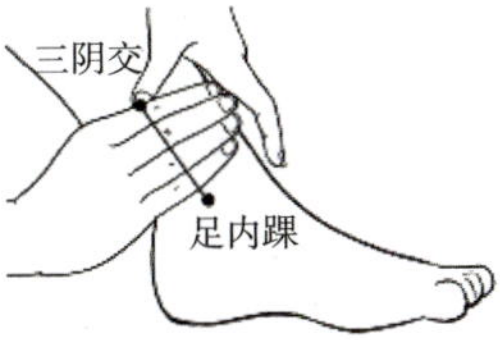

三阴交穴

（3）耳朵上的穴位（控制食欲，调节激素）

①饥点（耳屏前下方）：饭前按一按，能降低饥饿感，少吃点。

②内分泌点（耳朵内侧）：调节激素，改善代谢问题。

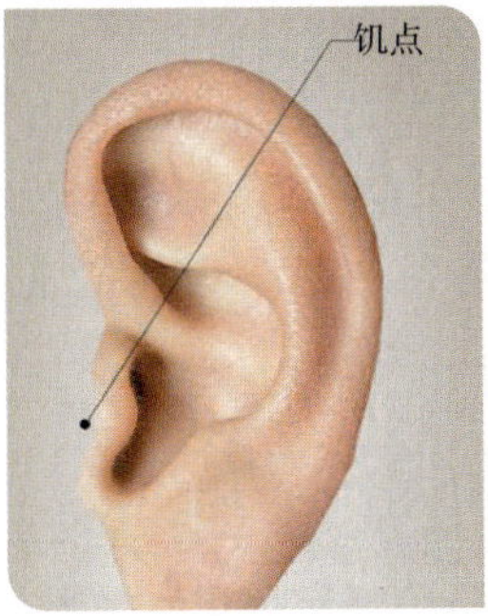

饥点

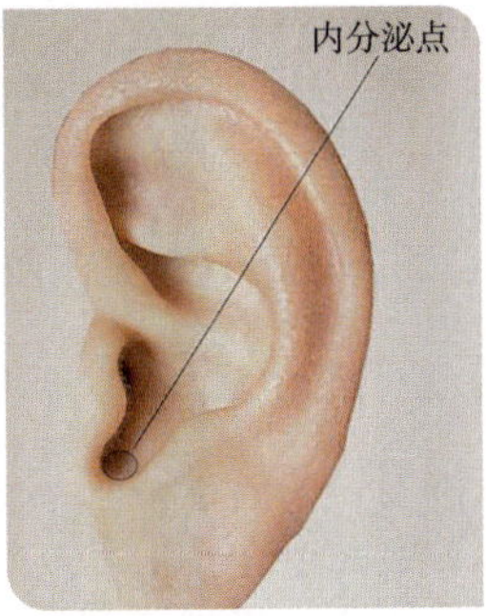

内分泌点

总之，这些穴位通过调理身体的不同功能（比如消化、代谢、激素）帮助健康减肥，而不是单纯靠扎针局部瘦身。

3. 不同肥胖类型的针灸治疗法（本节需配穴位图和各类型人物卡通图）

（1）热性肥胖特点：胖、吃得多、爱喝凉的、小便黄、大便干、舌头红、脉搏快。

①胃火旺型表现：胖、胃口大、脸红、爱喝冰水、口臭、舌苔黄。治疗：清胃火针灸穴位：胃俞、内庭、曲池、足三里（可加中脘、公孙等）。耳穴：耳朵上的饥点、胃、脾、神门等。

②小肠火旺型表现：胖、爱喝水、小便黄、脸红易出汗、口腔溃疡、舌红苔厚。治疗：清心火、通小便针灸穴位：小海、曲池、前谷、下巨虚（可加关元、小肠俞等）。耳穴：以小肠、三焦、膀胱为主。

③大便干燥型表现：胖、便秘、口干口臭、脸红身热、舌苔黄。治疗：通便清热针灸穴位：曲池、上巨虚、内庭、二间（可加大肠俞、天枢等）。耳穴：大肠、肺、便秘点等。

（2）脾虚湿气重型肥胖

表现：胖、没力气、四肢沉重、胃口差、肚子胀、大便稀、下肢轻微水肿、舌头有齿痕。治疗：健脾祛湿针灸穴位：阴陵泉、足三里、三阴交、中脘（可加水分、太白等）。耳穴：脾、胃、肾、三焦等。

（3）情绪不畅型肥胖（肝郁）

表现：胖、胸闷、爱发脾气、头晕、女性乳房胀痛、月经不调。治疗：疏肝解郁针灸穴位：太冲、期门、膻中、三阴交（可加阳陵泉、血海等）。耳穴：肝、胆、神门、内分泌等。

（4）脾肾阳虚型肥胖（怕冷型）

表现：胖、怕冷、手脚凉、腰腹冷痛、食欲差、尿少浮肿、女性月经量少。治疗：温补脾肾针灸穴位：肾俞、太溪、足三里、关元（可加气海、天枢等）。耳穴：脾、肾、内分泌、子宫等。

（5）肝肾阴虚型肥胖（虚热型）

表现：胖、头晕手脚麻、口干耳鸣、腰酸、失眠多梦、男性遗精、女性月经少。治疗：滋补肝肾针灸。穴位：肝俞、肾俞、太溪、三阴交（可加足三里、关元等）。

（注：配穴为备用穴位，根据症状灵活搭配；耳穴需用专用贴压法。）

4. 针灸减肥需要注意的事项

（1）选对地方和医生

①针灸是医疗操作，必须找有执照的中医师，避免去不正规的地方扎针。

②确保用的是一次性消毒针，避免感染。

（2）身体条件要合适

①别饿着或吃太饱：针灸前 1 小时不要空腹或过度饱腹，防止晕针。

②月经期暂停：女性生理期气血弱，别扎腹部和腰骶部。

③皮肤有问题别扎：比如破损、发炎、长湿疹的地方。

④不适宜人群：孕妇、严重心脏病、容易出血的人。

（3）心情舒缓

①第一次扎针可能会害怕。放松身体，太紧张反而会更疼。

②扎针时保持呼吸平稳，别乱动。

（4）正常反应别担心

①酸麻胀重：这是穴位起效的正常感觉。

②轻微出血：拔针后可能有轻微出血，用棉签按压即可。

（5）不舒服怎么办

①晕针（头晕、恶心、冒冷汗）：马上躺下，喝点温糖水，医生会按人中或内关穴帮你缓解。

②剧痛或触电感：可能是碰到神经了，赶紧告诉医生调整。

（6）别想得太简单

①不是扎哪瘦哪：针灸是全身调节减脂，想局部塑形得配合运动。

②管住嘴很重要：光靠针灸不控制饮食容易反弹，最好饮食运动一起调整。

二、穴位注射减肥：扎针 + 药物，精准调理

穴位注射是咋回事？

穴位注射（也叫“水针”）就是把药（如维生素 B_{12}、生理盐水或中药）打到特定的穴位里，既能刺激穴位，又能让药慢慢发挥作用，帮你调节代谢、控制食欲。它的优势是：

①双管齐下：扎针激活穴位 + 药物持续吸收，效果更持久。

②精准打击：药物直接作用在跟肥胖相关的经络上，比如调理脾胃、督脉以及与代谢相关的经脉。

简单说：比普通针灸多了药物辅助，效果更强、更准！（具体穴位参考针灸篇）

三、冲击波减肥：用声波打碎脂肪，不开刀也能瘦身

1. 原理

冲击波是一种高能量的声波，靠震动来对付脂肪，它的减肥原理包括：

①打碎脂肪细胞：震破脂肪细胞，让脂肪分解并被身体代谢掉。

②促进排毒：加快淋巴循环，帮助分解的脂肪排出，改善皮肤凹凸不平。

③紧致皮肤：刺激胶原蛋白新生，防止瘦下来后皮肤松垮。

2. 使用部位与疗程

①主要减哪里：肚子、大腿、屁股等容易囤积脂肪的地方。

②疗程安排：每周做 1 次，5 ~ 10 次为一个疗程，搭配运动效果更好。

3. 注意事项

①可能有点淤青：做完后可能会有轻微淤青，一般 2 ~ 3 天就能消。

②这些人不能做：孕妇、有严重心脏病的人不适合。

四、红外线减肥：用热能加速燃脂

1. 原理

红外线(特别是远红外线)能深入皮肤，产生温热效果，主要作用有：

①促进血液循环：让血管扩张，帮助分解脂肪。

②提高代谢：相当于躺着也能“被动运动”，增加热量消耗。

③消水肿：改善局部循环，减少水分堆积。

2. 常用方式

①照穴位：重点照射天枢、关元等减肥穴位，效果更好。

②直接照脂肪堆积部位：比如肚子、大腿，每次 20 ~ 30 分钟。

3. 注意事项

①小心烫伤：温度别太高，皮肤敏感的人要调低。

②多喝水：照完后多喝水，帮助排出代谢废物。

五、穴位埋线减肥：长效针灸，轻松瘦身

1. 原理

把特制的蛋白线埋进穴位，线会慢慢分解，持续刺激穴位 15 ~ 20 天（相当于 24 小时自动针灸），比普通针灸效果更强。分解后的线会通过呼吸、尿液和粪便排出。

2. 注意事项

术前必须做过敏测试；建议用聚对二氧环己酮（polydioxanone，PDO）线；过敏体质别用羊肠线，疤痕体质改用浅埋或贴敷。术后 48 小时不碰水，红肿可冰敷；3 天内别剧烈运动；可能有轻微肿胀酸胀（正常现象）；恢复期别吃辛辣。

禁忌人群：皮肤感染 / 溃疡者；肺结核 / 骨结核患者；严重心脏病 / 孕妇。

提示：出现异常及时处理。

一句话总结：埋一次 = 半个月针灸，方便但要注意安全！

六、小小耳穴大神通

1. 原理

耳朵上有对应全身的穴位，贴压刺激可以控制食欲、促进代谢。

2. 常用减肥穴位

①饥点：饭前按一按，饿得慢。

②神门：管住嘴，减少暴食冲动。

③胃点：消化好，不胀气。

④内分泌：调节代谢，不易胖。

⑤三焦：祛水肿，促排便。

3. 操作步骤

酒精棉片擦耳朵消毒→用磁珠或王不留行籽贴穴位（网上有卖耳穴贴）→每天饭前 / 饿时按压 3 分钟（有点酸胀感就行）→ 3 ~ 5 天换一次贴，左右耳交替。

4. 加强效果搭配

✓ 饭前喝 300 mL 温水；

✓ 吃饭时细嚼慢咽（每口嚼 20 下）；

✓ 晚上 8 点后不进食。

5. 注意事项

①耳朵有破皮 / 发炎别贴；②孕妇、严重心脏病慎用；③贴后轻微发痒正常，红肿要停用。

6. 懒人技巧

①买现成的“减肥耳穴贴”（标注好穴位那种）；②边刷手机边按耳朵，不知不觉就瘦了。

坚持 1 个月，配合少吃多动效果更明显。

附录 2　道地药材的鉴别及选择

一、什么是道地药材？

道地药材（也叫“地道药材”）是中医公认的“优等生药材”，必须满足三个条件：特定产地、优质品种、传统工艺。

比如，四川的川贝母（润肺效果好）、山东东阿的阿胶（补血上品）、宁夏的枸杞（又大又甜）。这些药材因为“老家”的水土好、种植方法正宗，效果比其他地方产的更好。

二、为什么道地药材这么牛？

道地药材的优质是“天时地利人和”共同作用的结果：

①土壤很关键

宁夏枸杞又甜又有营养，是因为长在沙土里（富含硒、锌）。河南焦作的“四大怀药”（比如怀山药），靠的是黄河边肥沃的泥土。

②气候决定药效

四川潮湿多雾，适合川贝母生长（止咳成分更足）。南三七在高原“晒太阳”多，所以药性更强。

③水质的秘密

山东东阿的阿胶，必须用当地井水熬制（含钙、镁，胶质更纯）。

④品种和技术是灵魂

甘肃岷县当归（挥发油含量高），是几百年来优选优育的品种。熟地黄要“九蒸九晒”才能发挥最大功效，传统工艺不能省。

简单总结：道地药材就像“药材界的特产”，好地方 + 好品种 + 老手艺 = 疗效佳。

三、有助于减重的常用中药及其道地来源

有助于减重的常用中药及其道地来源，见表 13。

表 13　部分具有减重辅助作用的中药

中药名称	主要功效	道地产区	品质特征与药效差异
黄芪	健脾补中、益卫固表、利水消肿	山西、甘肃	山西黄芪（“北芪”）皂苷类成分（如黄芪甲苷）含量高，补气利水作用强，优于甘肃、河北产黄芪
白芍	养血调经，敛阴止汗	浙江、安徽	浙江的白芍因加工工艺考究、气候适宜，药效尤为显著
荷叶	清热利湿，促进排便	江苏、浙江	江浙荷叶叶片肥厚，黄酮类成分含量高，通便降脂效果更佳
决明子	润肠通便，调节血脂	安徽、湖北	安徽决明子颗粒饱满，蒽醌类物质含量高，通便作用显著强于其他产区

（续表）

中药名称	主要功效	道地产区	品质特征与药效差异
山楂	消食化积，降脂	山东、河南	山东产山楂有机酸含量达 5% 以上，促消化能力突出
茯苓	健脾祛湿，利水消肿	云南、安徽	云南茯苓（“云苓”）断面细腻，β－茯苓聚糖含量高，祛湿效果更优
白术	健脾益气，调节代谢	浙江（“浙白术”）	“浙白术”挥发油含量达 1.5%，非道地产区（如河北）含量不足 1%，药效显著下降
薏苡仁	利水渗湿，减轻水肿	福建、贵州	福建薏苡仁（“浦城薏米”）粒大色白，甘油三酯降解活性强
泽泻	利尿降脂，抑制脂肪吸收	福建（“建泽泻”）	“建泽泻”块茎肥大，三萜类成分含量高，利尿效果优于四川产泽泻
赤芍	活血化瘀，改善微循环	内蒙古（“赤芍”）、四川	“赤芍”芍药苷含量 ≥ 2.5%，活血降脂效果显著，优于南方产区
陈皮	理气化痰，促进消化	广东新会（“新会陈皮”）	“新会陈皮”橙皮苷含量高，香气浓郁，理气消脂效果优于普通陈皮

四、不同产地如何影响药效

1. 有效成分多少不同

道地产区药材因环境适配性高，像“本地人”适应水土，药效成分更多（如生物碱、皂苷、多糖等含量显著提升）。比如宁夏枸杞的滋补成分（多糖）含量可达 7% ~ 8%，是其他产地枸杞的 2 倍左右（非道地产区枸杞多糖含量仅为 3% ~ 4%）。

2. 特殊成分差异

特殊环境（比如高山、干旱）会让药材产生独特的药用成分。就像四川高山的川贝母，会生成更多种类的有效物质，如甾体生物碱。

3. 传统工艺加持

道地产区多保留传统加工技术，如东阿阿胶的“金锅银铲”熬胶法，可最大限度保留胶质活性。

五、如何辨别正宗药材

1. 看长相

真货有独特外观，比如川贝母“怀中抱月”（松贝），上好川贝像“月亮抱在怀里”的形状。东阿阿胶“黑如莹漆、透如琥珀”，看起来乌黑发亮，对着光看像琥珀。

2. 闻尝辨别

道地当归香气浓郁，味甘微苦，尝起来先甜后微苦；非道地品气味淡薄。

3. 科学检测

用专业仪器测量有效成分含量，比如：优质丹参必须含超过 0.2% 的关键成分（丹参酮ⅡA）。

就像特产水果一样，正宗产地的药材长得更好、营养更丰富，还有独门加工方法，可以通过看、闻、科学检测来辨别真假。

附录3　中医体质量表

请认真阅读所有问题，然后基于近一年来自己的感觉和体验，在与自身实际情况相符的选项内打上“√”。若是无法肯定回答其中某个问题，请您选择与自身实际情况最接近的选项，所有问题都是单选，见表14~表22。

表14　平和质

感受	没有	很少	有时	经常	总是
您精力充沛吗?					
您容易疲乏吗？					
您说话声音无力吗？					
您感到闷闷不乐吗？					
您比一般人耐受不了寒冷（冬天的寒冷、夏天的空调、电扇）吗？					
您能适应外界自然和社会环境的变化吗?					
您容易失眠吗?					
您容易健忘吗?					
判定结果：□是　□倾向是　□否					

表 15　气虚质

感受	没有	很少	有时	经常	总是
您容易疲乏吗？					
您容易气短（呼吸短促、接不上气）吗?					
您容易心慌吗？					
您容易头晕或站起时眩晕吗？					
您比别人容易感冒吗？					
您喜欢安静、懒得说话吗?					
您活动就容易出汗吗?					
判定结果：□是　　□倾向是　　□否					

表 16　阳虚质

	没有	很少	有时	经常	总是
您手脚发凉吗?					
您胃部、背部、腰膝部怕冷吗？					
您感到怕冷、衣服比别人穿得多吗？					
您比一般人耐受不了寒冷（冬天的寒冷、夏天的空调、电扇）吗？					
您比别人容易感冒吗?					
您吃（喝）凉的东西会感到不舒服或不敢吃凉东西吗？					

（续表）

	没有	很少	有时	经常	总是
您受凉或吃（喝）凉的东西后容易腹泻吗?					
判定结果：□是　□倾向是　□否					

表 17　阴虚质

	没有	很少	有时	经常	总是
您感到手脚心发热吗?					
您感觉身体、脸上发热吗？					
您皮肤、口唇干吗？					
您口唇的颜色比一般人红吗？					
您容易便秘或大便干燥吗？					
您面色潮红或偏红吗?					
您感到眼睛干涩吗?					
您感到口干、咽燥、总想喝水吗?					
判定结果：□是　□倾向是　□否					

表 18　痰湿质

	没有	很少	有时	经常	总是
您感到胸闷或腹部胀满吗？					
您感到身体沉重不轻松或不爽快吗？					
您腹部肥满松软吗？					
您有额部油脂分泌多的现象吗？					
您上眼睑比别人肿吗？					
您嘴里有黏腻的感觉吗？					
您平时痰多，特别是咽喉部总感觉有痰堵着吗？					
您舌苔厚腻或有厚重的感觉吗？					
判定结果：□是　□倾向是　□否					

表 19　湿热质

	没有	很少	有时	经常	总是
您面部或鼻部有油腻感或油亮发光吗？					
您容易生痤疮、疮疖吗？					
您感到口苦、嘴里有异味吗？					
您大便粘滞不爽、排便不尽吗？					
您小便时尿道有发热感、尿色深黄吗？					

（续表）

	没有	很少	有时	经常	总是
您白带颜色黄吗？(限女性回答)					
您的阴囊部位潮湿吗？(限男性回答)					
判定结果：□是　　□倾向是　　□否					

表 20　血瘀质

	没有	很少	有时	经常	总是
您的皮肤在不知不觉中会出现青紫瘀斑吗？					
您两颧部有细微红丝吗？					
您有身体哪里疼痛吗？					
您面色晦暗、容易出现褐斑吗？					
您容易有黑眼圈吗？					
您容易忘事吗?					
您口唇颜色偏暗吗？					
判定结果：□是　　□倾向是　　□否					

表 21　气郁质

	没有	很少	有时	经常	总是
您感到闷闷不乐吗?					

（续表）

	没有	很少	有时	经常	总是
您容易精神紧张、焦虑不安吗？					
您多愁善感、感情脆弱吗？					
您容易感到害怕或受到惊吓吗？					
您胁肋部或乳房痛吗？					
您无缘无故叹气吗?					
您咽喉部有异物感，且吐之不出、咽之不下吗？					
判定结果：□是　　□倾向是　　□否					

表 22　特禀质

	没有	很少	有时	经常	总是
您没有感冒时也会打喷嚏吗?					
您没有感冒时也会鼻塞、流涕吗？					
您有因季节变化、温度变化或异味等原因而咳喘的现象吗？					
您容易过敏（对药物、食物气味、花粉或季节交替时）吗？					
您的皮肤容易起荨麻疹（风团、风疹、风疙瘩）吗？					
您因过敏出现过紫癜(紫红色的瘀点、瘀斑)吗？					

（续表）

	没有	很少	有时	经常	总是
您的皮肤一抓就红，并出现抓痕吗？					
判定结果：□是　□倾向是　□否					

遵照中华中医药学会发布的《中医体质分类与判定》标准进行严格评定，涉及的体质类型共计九种，分别是平和质、气虚质、阳虚质、阴虚质、痰湿质、湿热质、血瘀质、气郁质和特禀质；

共包括66个条目，根据中华中医药学会标准，每个体质特征条目按照五级（1～5分）评分法进行评估。各体质类型的原始得分为该模块内所有条目得分的累计。随后，通过以下公式将原始分转换成标准分数：

原始分=各个条目分值相加。

转化分数=［（原始分−条目数）/（条目数×4）］×100

以此转化分来确定个人的体质类型。具体的体质判定标准，见表23。

表 23　平和质与偏颇体质判定标准

体质类型	条件	判定结果
平和质	转化分≥ 60 分	是
	其他 8 种体质转化分均< 30 分	
	转化分≥ 60 分	倾向是
	其他 8 种体质转化分均< 40 分	
	不满足上述条件者	否
偏颇体质	转化分≥ 40 分	是
	转化分 30 ～ 39 分	倾向是
	转化分< 30 分	否

打卡手账

致 谢

本部著作得以顺利付梓，凝聚了全体编写团队的智慧与汗水，浸透着每一位参与者的热忱与付出，更离不开团队成员们的辛勤耕耘与通力协作。在此，谨向所有为本书诞生倾注心力的同仁，致以最诚挚的谢意！

感谢谢明征为本书的整体框架设计、内容把控提供了关键指导；感谢李昱在书稿统筹、细节打磨等方面付出了大量心血。感谢孙丽颖、黄金妹、赵兴武、代成玖、吕甜甜、谢桐、郑佳、刘敏、董霜、李铄、吴佳丽、岳文龙、郭慧、李沐寅、谢桐、张琳珊和陶栩楠参与了书稿编写的相关工作。

特别感谢岐黄学者、脾胃病专家魏玮教授和全国老中医药专家学术经验继承工作指导老师齐清会教授的悉心指导，二位深厚的学术积淀与丰富的临床经验，为本书的专业性和权威性提供了重要保障。

感谢省级大创团队（指导教师：谢明征、魏银华）：薛智宁（项目负责人）、李欣蕾、张智、朴津葫、高宇阳、王迅等同学在资料搜集、数据整理、文本校对等方面的积极协助，为编写工作的高效推进提供了有力支持。

同时，本书的编写还得到了多项科研项目的支持，包括国家自然科学基金项目（81603428）、辽宁省自然科学基金项目（2022-MS-17）、国家中医药管理局第七批全国老中医药专家学术经验继承项目（国中医药人教函〔2022〕76号）、中国高等教育学会重点课题（23SZH0207）、大连医科大学教改课题（DYLXZX24003）等，在此一并致谢。

由于编写时间仓促及编者水平有限，书中难免存在疏漏与不足之处，恳请广大读者批评指正。